現代鍼灸臨床試論

国家試験に出題されない必修科目!?

山下 仁

イラスト 村山武志

謝　辞

　本書は桜雲会発行の「鍼灸の世界」誌に「現代医療としての鍼灸臨床」と題して1997年1月（52号）から2003年4月（77号）まで掲載した原稿を加筆修正したものです。今読むと赤面するような気負いもありますが、鍼灸の研究・臨床・教育に暗中模索で携わってきた三十代の私の想いを残したい気持ちもあって出版に踏み切りました。内容は私の責任で書いたオリジナルの原稿ですが、私の鍼灸に関する思想形成は、多くの先生方から受けた薫陶が土台になっています。

　光藤英彦（愛媛県立中央病院東洋医学研究所所長）先生は、鍼灸師になったばかりの何も知らない私に、鍼灸臨床の実際と、医療の在るべき方向性と、文章の書き方を手取り足取り教えてくださいました。西條一止（前筑波技術短期大学学長）先生と矢野忠（明治鍼灸大学教授）先生は、私が研究の世界に踏み出すチャンスを与えてくださいました。一幡良利（筑波技術短期大学教授）先生は、鍼灸の研究に国際的な視野をもつことの大切さを教えてくださいました。津嘉山洋（筑波技術短期大学附属診療所助教授）先生は、附属診療所開設のときからずっと現代医療機関における鍼灸臨床の在り方について共に考えさせていただき、数多くの示唆を与えてくださいました。他にも、お名前をすべて挙げることはできませんが、この分野の多くの先生方、附属診療所のスタッフ・補助員・研修生の皆さん、そして英国エクセター大学の Ernst 教授をはじめとする研究仲間等

に多大な影響を受けました。また、「鍼灸の世界」掲載中にお手紙を下さった読者の方々にも励まされました。心より御礼申し上げます。

　最後に、若輩者の私が自由気ままに執筆することを許していただき、出版の機会をも与えていただいた桜雲会理事長の高橋昌巳(前筑波技術短期大学教授)先生に心より感謝申し上げます。

2004年盛夏　蝉時雨のつくばにて
山下　仁

目　次

プロローグ ・・・・・・・・・・・・・・・・・・・・・・・・・・・・・・・・ 1

1. カルテの役割 ・・・・・・・・・・・・・・・・・・・・・・・・・・・・ 9
　法的証拠としてのカルテ ・・・・・・・・・・・・・・・・・・・ 10
　研究・教育の資料としてのカルテ ・・・・・・・・・・・ 11
　医療サービスの安全性と質を向上させるためのカルテ ・・・ 12
　今後の鍼灸カルテの在り方 ・・・・・・・・・・・・・・・・・ 15

2. 患者の服薬情報 ・・・・・・・・・・・・・・・・・・・・・・・・・ 17
　複数愁訴の相互関連の考察 ・・・・・・・・・・・・・・・・ 19
　疾患の重症度の推測 ・・・・・・・・・・・・・・・・・・・・・ 20
　鍼灸治療の効果を正しく評価する ・・・・・・・・・・・ 21
　東洋医学的治療のヒントを得る ・・・・・・・・・・・・・ 22

3. 理学検査の目的 ・・・・・・・・・・・・・・・・・・・・・・・・・ 25
　検査の目的 ・・・・・・・・・・・・・・・・・・・・・・・・・・・ 26
　検査の感度と特異度 ・・・・・・・・・・・・・・・・・・・・・ 27
　理学検査の限界と鍼灸臨床における意義 ・・・・・・ 28
　脱線コラム1 ・・・・・・・・・・・・・・・・・・・・・・・・・ 32

4. 治療効果の正しい評価 ・・・・・・・・・・・・・・・・・・・・ 35
　「良くなりました」と言って来なくなる患者 ・・・・・ 36
　疾病利得 ・・・・・・・・・・・・・・・・・・・・・・・・・・・・ 37
　オタマジャクシに鍼？ ・・・・・・・・・・・・・・・・・・・ 37
　治療効果を評価する「冷静な眼」 ・・・・・・・・・・・・ 40

5. クリニカル・カンファレンス　　43

カンファレンスは自慢話を聞く会ではない　　43

鍼灸カンファレンスで鍼灸医学の立場は重要　　44

カンファレンスには共通言語が必要　　45

医師のカンファレンスと大きく違う点　　46

鍼灸の適否の判断は重要　　47

具体的な進行方法のモデル　　49

三人寄れば文殊の知恵　　50

6. インフォームド・コンセント　　53

インフォームド・コンセントとは　　53

ムンテラとの違い　　54

鍼灸臨床に導入しやすい点　　55

鍼灸臨床に導入しにくい点　　56

どのような情報が必要なのか　　56

導入に向かっての今後の展開　　60

7. POSと鍼灸　　63

POSの歴史　　63

POSの概要　　64

鍼灸臨床におけるPOS普及の現状　　65

どこに問題があるのか　　66

それでもPOS　　68

8. 鍼灸の有害作用　　71

用語の定義　　72

施術者の過誤　　74

鍼の副作用　　76

灸の副作用 ・・・・・・・・・・・・・・・・・・・・・・・・・・・　79
　　患者を守り自分も守る ・・・・・・・・・・・・・・・・・　80

9. リスクマネジメント ・・・・・・・・・・・・・・・・・・・・　83
　　リスクマネジメントとは ・・・・・・・・・・・・・・・・　83
　　リスクへの対処 ・・・・・・・・・・・・・・・・・・・・・・・　85
　　鍼灸臨床で想定すべきリスク ・・・・・・・・・・・・　87
　　インシデント報告による分析とフィードバック ・・・・　89
　　リスク防止は集団で考える ・・・・・・・・・・・・・・　90
　　フェイルセーフの発想 ・・・・・・・・・・・・・・・・・　91

　　脱線コラム2 ・・・・・・・・・・・・・・・・・・・・・・・・　93

10. EBMの影響 ・・・・・・・・・・・・・・・・・・・・・・・・・　95
　　エビデンスとは ・・・・・・・・・・・・・・・・・・・・・・　95
　　国内外における鍼灸の臨床研究のレベル ・・・　97
　　日常臨床におけるEBMの実践 ・・・・・・・・・・　99
　　EBM精神は過去にも未来にも ・・・・・・・・・・　101

11. EBMに対する誤解 ・・・・・・・・・・・・・・・・・・・　105
　　EBMの実践は難しいか？ ・・・・・・・・・・・・・・　105
　　EBM的な研究は難しいか？ ・・・・・・・・・・・・　109
　　RCTの問題点 ・・・・・・・・・・・・・・・・・・・・・・　109
　　EBMの実践で忘れてはならないこと ・・・・・・　111

12. 鍼灸のプラセボ効果 ・・・・・・・・・・・・・・・・・・　113
　　プラセボとは ・・・・・・・・・・・・・・・・・・・・・・・　113
　　プラセボ効果は一定ではない ・・・・・・・・・・・　115
　　鍼の臨床試験におけるプラセボ ・・・・・・・・・　116
　　鍼灸師というプラセボ ・・・・・・・・・・・・・・・・　118

鍼灸臨床におけるプラセボ効果の弊害 ・・・・・・・・・ 119
　　鍼灸臨床でプラセボ効果を上手に使う ・・・・・・・・・ 120

13. 鍼灸の適応症 ・・・・・・・・・・・・・・・・・・・ 123
　　1960年代の「鍼の適応症」 ・・・・・・・・・・・・・ 123
　　1980年代の「鍼の適応症」 ・・・・・・・・・・・・・ 125
　　2000年代の「鍼の適応症」 ・・・・・・・・・・・・・ 127
　　適応症という言葉の曖昧さ ・・・・・・・・・・・・・ 129
　　用語の解釈上の問題 ・・・・・・・・・・・・・・・・ 131
　　疾患は「鍼によって」治癒するか ・・・・・・・・・・ 132
　　鍼による症状の緩和または消失 ・・・・・・・・・・・ 133
　　プラセボ効果の功罪 ・・・・・・・・・・・・・・・・ 134
　　文化にもとづく治療法選択 ・・・・・・・・・・・・・ 136
　　脱線コラム3 ・・・・・・・・・・・・・・・・・ 138

14. 補完代替医療と統合医療 ・・・・・・・・・・・・・ 141
　　先進諸国におけるCAMの流行 ・・・・・・・・・・・ 142
　　先進諸国でCAMが注目される理由 ・・・・・・・・・ 144
　　欧米医学界の反応 ・・・・・・・・・・・・・・・・ 146
　　日本のCAM界の動向 ・・・・・・・・・・・・・・・ 148
　　統合医療で統合されるもの ・・・・・・・・・・・・ 149
　　新しいパラダイムへ ・・・・・・・・・・・・・・・ 151
　　CAMブームと鍼灸 ・・・・・・・・・・・・・・・・ 152
　　脱線コラム4 ・・・・・・・・・・・・・・・・・ 157

15. 医学知識のアップデート ・・・・・・・・・・・・・ 159
　　受け身の教育から能動的な知識更新へ ・・・・・・・・ 160
　　インターネットのウェブサイトで新しい知識を入手する ・・ 161

情報の信頼性を吟味する ・・・・・・・・・・・・・・・・ 164
　　印刷物の定期購読と立ち読み ・・・・・・・・・・・ 165
　　消化不良を起こさないために ・・・・・・・・・・・ 166

16. 日本鍼灸特有の課題 ・・・・・・・・・・・・・・・・・・・・・ 169
　　日本の鍼に特有な手法：押し手 ・・・・・・・・・・ 170
　　日本の灸に特有な手法：透熱灸 ・・・・・・・・・・ 171
　　解決法1：受け入れられない部分をすべて削除する ・・・・ 172
　　解決方2：新しい医療の常識を作る ・・・・・・・ 173
　　解決法3：受け入れられる代案を提示して長所を残す ・・・ 174
　　日本鍼灸の科学と文化 ・・・・・・・・・・・・・・・・・ 175
　　問題点の認識と改革の覚悟 ・・・・・・・・・・・・・ 176

17. 治未病と全人的ケア ・・・・・・・・・・・・・・・・・・・・・ 179
　　医療保険と「治未病」 ・・・・・・・・・・・・・・・・・ 179
　　支払いシステムと「全人的ケア」 ・・・・・・・・ 180
　　看板に偽りあり ・・・・・・・・・・・・・・・・・・・・・・・ 182
　　真の「未病の医学」「全人的医療」を目指して ・・・ 183

18. 望聞問切と個別治療 ・・・・・・・・・・・・・・・・・・・・・ 187
　　自覚症状の改善は得意 ・・・・・・・・・・・・・・・・・ 187
　　個別的な診断・治療は東洋医学に特有か ・・・ 189
　　治療者の個別的診断の曖昧さ ・・・・・・・・・・・ 190
　　患者の主観と治療者の主観 ・・・・・・・・・・・・・ 191
　　東洋医学だけが個別の診断・治療を行うのではない ・・・ 193
　　東洋医学の特質は何か ・・・・・・・・・・・・・・・・・ 194

　　脱線コラム5 ・・・・・・・・・・・・・・・・・・・・・・・・・・ 196

19. 鍼灸の存在意義の追求 ・・・・・・・・・・・・・・・・・・ 199

優れたコリ緩和効果 ・・・・・・・・・・・・・・・・・	199
疾病予防効果への期待 ・・・・・・・・・・・・・・・・	200
少なくて軽い副作用 ・・・・・・・・・・・・・・・・・	200
難治性疾患に対する治療効果の期待 ・・・・・・・	201
施術時の心地よさ ・・・・・・・・・・・・・・・・・・	202
治療者と共有できる時間の長さ ・・・・・・・・・	203
東洋医学の神秘性 ・・・・・・・・・・・・・・・・・・	204

20. 鍼灸のゆくえ ・・・・・・・・・・・・・・・・・・・・・ 207

鍼灸は現代医療に取り込まれるのか ・・・・・・・	207
どうやって採算をとるのか ・・・・・・・・・・・・	208
海外における鍼灸の現代医療への取り込み ・・・・・	210
鍼灸が現代医療に仲間入りするための条件 ・・・・	211
現代医療に仲間入りすることの意味 ・・・・・・・	213
鍼灸師のアイデンティティ ・・・・・・・・・・・・	214

エピローグ ・・・・・・・・・・・・・・・・・・・・・・・・ 217

プロローグ

　鍼灸師の養成学校における修得単位の中で現代医学系の科目が占める割合は相当に多く、ほとんどの鍼灸学生が解剖学、生理学、病理学、臨床医学などの勉強に頭を悩まされることと思う。卒業して免許を得た鍼灸師は、修得した現代医学的知識のうち、どの程度を活用して日々の臨床を行っているのであろうか。現代医学的な考え方にもとづいて臨床を行う者、東洋医学の理論を中心として診察から治療まで行っている者、両者を上手に使い分ける折衷派の者など、様々なスタイルで臨床活動を行う鍼灸師がいて、ある者は成功してそのやり方に自信を抱き、ある者は失敗して方針を転向する。しかしどの方法を採るにせよ、鍼灸師の資格を得るためには現代医学系の科目に多くの時間を費やさなければならないという現実がある。

　私は学生時代の一時期、「自分は東洋医学を学びに来たのに、何故こんなにも多くの現代医学的知識を修得しなければならないのだろうか」と疑問を感じていたことがある。その一方で「東洋医学と比べると、現代医学系の講義の方が人体の生理現象を具体的に説明していて理解しやすい」と感じていた。東洋医学の理論は学生の私にとって、心身一如の考え方や古典の条文が魅力的であった一方、五行論などはこじつけのような気がして、素朴な経験医術の知恵が当時の中国哲学に呑み込まれているよ

プロローグ

うに思えたのだった。
　私が臨床活動を行ってきた筑波技術短期大学附属診療所では、鍼灸の治療方法において一定の考え方をもって行わなければならないという規制はない。しかし患者の病態については現代医学的に理解しておこうという共通の認識がある。この認識は現代医療機関で活動していく上で、すべての医療スタッフにとって必要不可欠であることを実感している。しかし現代医学的な知識や技術を応用した鍼灸臨床ができているかというと、その自信はない。検査あるいは診断までは純粋に現代医学的な考え方で進んできても、治療に用いるのは鍼と灸であるから、治療の場でいきなり東洋医学的理論が飛び出してくることもある。こんなことなら最初から東洋医学的な診察から始めたほうが筋が通っているのに、と思うことも少なくない。つまり現代医学的知識の必要性は認識しているが、それが鍼灸の実践の場では消化しきれていないのである。このような消化不良は自分にとっても、臨床教育を受ける学生にとっても好ましいことではない。時間をかけて修得した現代医学的な知識の意義を実感できるような鍼灸臨床はあるのだろうか。現代医療施設における鍼灸治療部門は、他の医療スタッフとの関係において、どのような立場から役割分担をすればよいのか。鍼灸師が現代医学的な視点から病人を捉えるということが、世間一般の患者にどれくらい期待されているのだろうか。
　古典回帰によって臨床を行う鍼灸師、圧痛だけを頼りに刺鍼点を決める鍼灸師、新しい理論を構築しようとしている鍼灸師など、様々な活動が様々な施術所で現在進行中であり、これら

はいずれも優れた特徴を持っているため、学ぶべきところがある。このような動きの中で、私は現代医療施設の中で鍼灸臨床を実践する立場から、現代医学の知識と技術はどのような形で活用されるべきものなのかを模索している。

教養としての現代医学的知識

現代社会に現代医学の知識は広く普及しており、日本人は高い頻度でこのような知識に接触する機会をもっている。風邪をひいて病院に行った時に体験する現代医学的な診察と治療から、毎日の新聞に掲載されている医療関連記事、さらにはテレビのニュースで報じられる医療過誤の事件まで、我々が遭遇する現代医学の情報は相当に幅広い。いわゆる教養のある人は、現代の常識のひとつとして医学知識を身に付けている。筑波研究学園都市に位置している筑波技術短期大学附属診療所に訪れる患者の中には研究者も多く、この人達は自分の病気に関しては一般大衆のレベルを越えた高い専門知識を有している場合が多い。ある時は自分が医学図書館で調べた英語の医学雑誌のコピーをもって相談してくる。彼らを医療サービスの対象として迎える鍼灸師は当然、高い医学知識を持っていなければ治療者として認めてもらえない。こういった意味からは、現代医学の知識はもはや鍼灸臨床のどの部分に必要だからなどと論ずる以前に、教養をもった治療者である証しとして、常識として身につけていなければならないという現実がある。それはまるである社交界の人達が、英会話や食事のマナーを修得していないと交際に

プロローグ

支障をきたすような、パスポートのようなものと解釈することもできよう。

このような側面からみた現代医学修得の必要性は、見方によっては知識や技術が本来もっている意義や精神を離れてしまっていて、必要性の理由として一番に挙げるべきことではないのかもしれない。しかし現実としてこのような側面が存在することは認めざるをえない。

自分を護るための現代医学的知識

医療関連の訴訟は近年増加の一途をたどっている。治療者側のミスが明らかであり謝罪及び補償をしなければならない事例は多いが、ぬれぎぬの場合もあるだろう。不幸にしてこのような場面に巻き込まれるようなことがあれば、治療者が患者のどの点を観察しており、どの点を見落としていたのか、そして総合的にはどのような判断や予測のもとに治療を行ったのかが争点となる可能性がある。おそらく東洋医学的な解釈だけを行っていたのでは説得力は弱いだろう。ましてカルテ等の記録がなければ、あとで話をでっち上げたと疑われても反論できない。

最近ではインフォームドコンセントの概念が普及している。患者が今どのような病態にあるのか、それに対してどのような選択肢があるのか、成功率はどれくらいか、可能性のある副作用はどのようなものか等々、充分に情報を提供する。そして患者の同意を得て、あるいは患者の選択にしたがって治療を行う。治療者が「黙って私に任せなさい」といった態度をとっていた

ら、患者に訴えられた時は圧倒的に不利となる。鍼灸臨床の世界でも、今後、灸によって瘢痕が残ったとか、鍼によって肌の露出部に内出血が起こったとか、治療後に起こった有害事象が鍼灸のせいではないか、などといった内容で裁判が起こる可能性はある。その時に我々は、鍼灸治療によってどのような事象がどのくらいの頻度で起こる可能性があるということを、患者にわかる言葉（多くの場合それは現代医学的な概念と用語）で説明できるだろうか。これには鍼灸の基礎ならびに臨床的な研究の発展も必要であるが、とりあえず今ある情報をどのくらい入手して理解していたか、すなわち治療者自身の医療人としての資質が問われることとなろう。

　自分が見て、判断して、行ったこと、それに対して患者がその時どのように反応したのかといったことについて、客観的に記録できるような現代医学的センスは、今後ますます必要になるだろう。

共通言語としての現代医学的知識

　現代医療施設においては、医師、看護師、薬剤師、診療放射線技師、臨床検査技師、医療事務員など、職種の異なる複数の部署との連携が必要である。それぞれの部署において、スタッフが自分の領域の医療サービスに責任と誇りをもって分担している。この中にあって、各部署と患者の情報伝達をする際に、鍼灸師だけが東洋医学的な概念と用語のみで業務を遂行することはまず無理だ。国際社会でコミュニケーションしたければ英

プロローグ

語で話さなければならないのと同じで、他の医療スタッフとは現代医学を基本とした概念と用語を用いて会話を行う必要があるだろう。

　さらに鍼灸師は、医師や看護師に対して、鍼灸の特殊性や独自性を現代医学的に翻訳して説明する技術も持ち合わせていることが理想である。例えば「私達は、この患者の月経不順について、顔がのぼせて下肢が冷えることと関連づけて理解しています。これを上実下虚と呼んでいます。下肢の末梢循環障害と婦人科系不定主訴との強い関連を示唆するこのような論文があります。また、下肢のツボに鍼を刺すことにより下肢の末梢循環が改善するという実験結果が報告されています。このことから、鍼灸治療で上実下虚の状態を改善することによって月経不順が軽快することが期待できます。」などと説明すれば、東洋医学を知らない医療スタッフでも理解してくれるし、鍼灸の存在意義についても主張することができる。このように説明する努力を重ねてゆけば、スタッフ全員が徐々に「虚実」や「寒熱」といった基本的な東洋医学的な考え方について共通理解をもてるようになるだろう。

　このように、現代医学的知識は共通言語であり、医療従事者同士のコミュニケーションの手段であるといえる。

鍼灸の診断と治療に直接応用するための現代医学的知識

　実はこれが我々にとって最も重要なのだろうが、一番意義を見出すのが難しい側面でもある。運動器系については、現代医

学的解釈にもとづく診断と鍼灸治療の方法がかなり整備されてきている分野もある。しかし内科系の病態を含めた鍼灸全体としては、今のところ矛盾だらけで、一定の方向性が見えていない状態だ。現代医学的知識を前面に押し出すと、かえって鍼灸に興味を失う医師や患者もいたりする。鍼灸の神秘性や未知の可能性を期待して相談したのに、現代医学的な解釈では現代医療の限界は破れないというのだ。

このようなジレンマも加わって、鍼灸師の頭の中で、東洋医学と西洋医学が平和的に共存していない場合は多いと思われる。これら二つの医学概念を止揚し、本当の意味で融合させた鍼灸臨床を実践することはできないのだろうか。

本書は、現代医療の中で発展しようとしている鍼灸臨床の姿を追い求めて、私という若輩の鍼灸師が迷ったり悩んだり気付いたりしたことを書き綴ったもので、「現代鍼灸臨床論」の私論あるいは試論とでも呼ぶべきものである。このような科目は、はり師・きゅう師の国家試験には存在しないし、出題もされない。しか

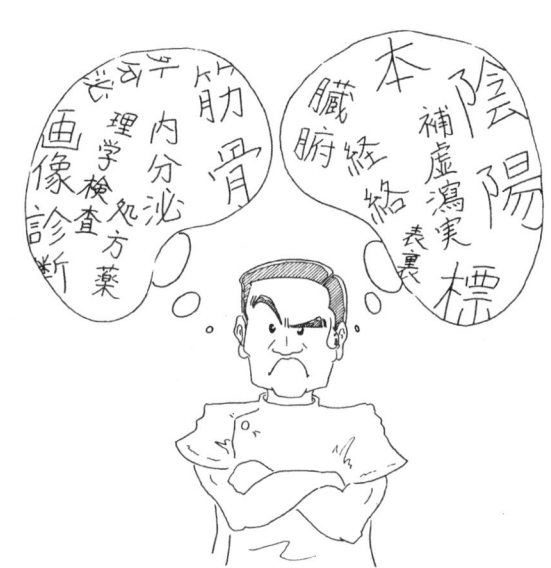

プロローグ

し、現代鍼灸臨床論を常に頭の中で模索し続けるという態度は鍼灸師なら誰もがやっている「必修科目」だと私は思っている。読者の方々から「当たり前のことだ」、「偏っている」、あるいは「独り善がりだ」といった批判を受けることも覚悟している。しかしあるテーマが学問あるいは理論として発展してゆくためには、その発端となるような「叩き台」が必要であり、それが時間をかけて議論されながら徐々に高度な学問に発展してゆくものである。

　このようなわけで、本書は厳密さよりも理解しやすさを重視して書いた。本書を読んでもらって、鍼灸学生や卒後まもない鍼灸師の方と議論を深め、またベテラン鍼灸師や医療関係者の方から批判をいただくことによって、二十一世紀の鍼灸師および鍼灸臨床の在るべき姿を共に模索してゆくことができれば幸いである。

1. カルテの役割

　医師の場合、医師法によって診療録の記載および2年間の保存が義務づけられている。また医療法によって診療録以外の諸記録（診療諸記録）は過去2年間分（保険医療機関では3年間分）を保存しておかなければならないと定められている。これに対して、あん摩マッサージ指圧師、はり師、きゅう師等に関する法律には、カルテに記録しそれを保存する義務については明記されていない。しかし医療として鍼灸臨床を行なう場合、理想としてはどうあるべきか。まずはカルテ、すなわち医療サービスにおいて記録するということはどういうことなのか、それを考えてみよう。

　医師法および医療法では、記録は診療録と診療諸記録とに区別されている。診療諸記録としては、病院日誌、各科診療日誌、処方箋、手術記録、看護記録、検査所見記録、X線写真、患者数の帳簿、などが挙げられている。ここで看護記録が挙げられているということは、医療機関における患者とのやりとりや患者に対してなされた医療サービスは、医師の診療以外の処置についてもすべて記録して残しておかなければならないと考えるべきであろう。ということは鍼灸施術についても当然、（少なくとも病院の中で行なう限りは）詳細を記録し保存する義務があると解釈すべきではないだろうか。

1. カルテの役割

　鍼灸治療においては、圧痛部位やこっている部位に施術したり、脈状にしたがって施術方針を決定したりするのならば、前回やった施術内容の記録を見なくてもあまり困らないかもしれない。しかしカルテには、次に述べるように、単なるメモではなく幾つかの重要な存在意義がある。

法的証拠としてのカルテ

　施術者（または医療機関）が患者に施術料を請求するのは、患者との間に「施術を行うことの報酬として施術料をいただきます」という契約が成立しているためである。カルテはその契約成立の記録という意味もあるだろう。また医療過誤その他で患者とトラブルが生じて裁判を行なうことになった際には、賠償金を支払わなければならないかどうかの判断の材料となる。診療録や看護記録は裁判における信憑力がかなり高いとされているため、カルテが存在しない場合、裁判では極めて不利な立場となるだろう。したがってカルテは証拠書類であるという認識をもって、その場で正確に記載し、また誰が施術し誰が記録したのかを明示しておく必要がある。

　近年、マスコミなどで、医療過誤が生じた後にカルテの改ざんしたという行為が報道されたりしている。このような疑いがもたれないためにも、訂正する場合は消しゴムや修正液などを用いず、二重線で消して、後でどのような間違いを訂正したのかわかるようにすべきである。

　また鍼灸カルテと医師カルテの記載内容に食い違いがある場

合も裁判の時には問題となるだろう。例えば医師側が鍼灸の適応ではないと判断していた症状に対して鍼灸施術を行っていた事実が記載されている場合などである。このような矛盾を生じないためには、医師が鍼灸の適応であると判断した場合、あるいは患者本人が鍼灸治療を希望した場合などに、そこで書かれた関連文書（診療情報提供書や鍼灸予備問診表など）をカルテに貼り付けて残しておくことが望ましい。これができていれば、証拠としてだけでなく、お互いの見解の相違を解消し、鍼灸施術の適応範囲について共通認識を創り上げるのに役立つことが期待できる。

研究・教育の資料としてのカルテ

　カルテは鍼灸師としての資質を向上させるための材料にもなる。多くの患者に施術していると、以前観察した細かい所見や治療内容については記憶が薄れてゆく。患者が「この前の治療の後で大変調子がよくなりました」と言っても、何を見てどのような施術をしたのか思い出せないことがある。このような場合にカルテの記載をみれば、「このような病態や所見の場合はこのような施術をすればよいのか」と、過去の自分の判断や治療内容を顧みることができる。同様の現象の記述が蓄積されてきたら、次はカルテをもとに症例集積研究を行なうことができる。症例を集積して検討すると、今まで経験的に漠然と感じていた治療の手応えや限界が、他の医療スタッフに対して説得力のあるデータとして提示できるようになる。例えば、ある疾患

1. カルテの役割

については若い方が効果が高いとか、ある理学検査が陽性だった場合は治療効果が得られにくいとか、ある薬剤を服用している場合は施術を控えたほうがよい、などである。遭遇頻度の高い疾患や症状について毎回確認すべき項目を一枚の書式にまとめて記録していけば、学会報告しても遜色のないデータが日常臨床のカルテから得られるのだ。

　また、ある治療者のカルテを読むことによって、別の治療者は模擬体験をすることができる。一人の鍼灸師がこなせる患者数は時間的に限られている。しかし他の鍼灸師のカルテに目を通すことができれば、臨床経験の少ない鍼灸師は未だ体験したことがない疾患や患者について学ぶことができる。つまり経験豊富な先輩達の洞察や治療計画の奥義を盗み取ることができるのだ。このようなカルテの活用方法は、あとで述べるカンファレンスへと発展する。要するにカルテは臨床研修においても貴重な資料なのである。

医療サービスの安全性と質を向上させるためのカルテ

　医療機関では一人の患者が多くの医療スタッフと接することになる。対応するスタッフが変わるたびに患者が自分の病状を説明するわけにはいかないから、スタッフはカルテの記載に頼ることとなる。このような場面でのカルテには、大きく二つの役割がある。

　ひとつは安全の確保である。患者には、特定の消毒薬や金属に対してアレルギーがあったり、物理刺激に対して極端に敏感

であったりする場合がある。このような患者は初診時に予備問診票や問診によって確認しておく必要があるが、再診以降も患者が毎回申告してくれるわけではない。したがってカルテで確認する必要がある。また施術者の安全のためにも、患者が肝炎ウイルスのキャリアであるかどうかなどの情報は必須である。このような情報は、申し送り欄に目立つように記載して、どのスタッフがそのカルテを見ても必ず気が付くようにしておくことが大切である。

　もうひとつは医療サービスの質の向上である。患者が抱えている問題点や要望に対して、医療スタッフ全員が気配りできるための情報源としてのカルテである。例えば、膝痛にもかかわらず正座をしなければならない患者の仕事上の事情とか、家庭に不幸が続いて精神的な疲労が続いていること、などである。このような記載内容は患者に個別に対応する際のヒントとなるであろうし、今後の治療経過に影響を与える因子を予測することにも役立つ。さらに問題の大きい患者については、カンファレンス（症例検討会）を開き、カルテに記載されている情報をもとに多方面からの知恵を集めることができる。

　以上、大きく3つの側面に分けてカルテの意義を考えてみた。カルテには、他にも住所や連絡先の記載、健康保険のための傷病名記載、検査データの貼り込みなど、様々な役割を担う用紙が合わさっている。鍼灸では、健康保険は関係ない場合も多いだろうし、検査結果の報告伝票が回ってくるわけでもない。またもし前回の治療内容がわからなくても何とかなる場合も、正

1．カルテの役割

直言って多い。このような実情が鍼灸カルテの存在理由を曖昧にさせてきた。しかし前述の如く現代医療の構成成分のひとつとして鍼灸治療を考えた場合、鍼灸臨床の記録は診療諸記録の一部として記載および保存の義務があると考えるべきである。個人開業の場合は法的義務および申し送りの手段という観点からは必要性が低いかもしれないが、証拠書類、研究資料、患者サービスの質の向上といった観点からすると、やはり医療機関の場合と同じく存在意義は大きいはずだ。

　近年、コンピュータの普及に伴って、パソコンに患者情報を入力し管理することも多くなってきた。電子カルテにすれば、視覚障害者と晴眼者の隔壁はかなり取り除かれる。しかしコンピュータでカルテ管理する場合は、ファイルが簡単にコピーしたり削除したりできることに留意して、こまめにバックアップやパスワードの設定を行ってデータ保護を徹底する必要がある。またハッカーやウイルスによってネットワークからデータが外部に流出しないために、電子カルテは施設外のネットワークと連結してはならない。あん摩マッサージ指圧師、はり師、きゅう師等に関する法律には、業務上知り得た人の秘密を漏らしてはならないことが明記されている。その努力を怠ったとみなされるような杜撰なコンピュータ管理を行っていた場合は法律違反と解釈することもできるだろう。

今後の鍼灸カルテの在り方

　鍼灸カルテは発展途上である。共通の書式が出来上がることは当分ないと思う。しかし今後様々な展開をしてゆく中で、必ず備えなければならない書式や、クリアしなければならない側面がある。

　まず、重要な情報の申し送り欄である。癌の告知がされていないこと、ステロイド剤を大量に服用中であること、重症の糖尿病により易感染状態にあること、金属アレルギーの既往があること、B型肝炎ウイルスのキャリアであること、交通事故受傷後の医療費負担に関して係争中であること、透熱灸を拒否していること、などについては、治療者本人あるいは他の医療従事者が一目で気付くような特別な記載欄を設けるべきである。

　次に、誰が見ても理解されるように、項目の順番や略語についてある程度の申し合わせをすることが重要である。学生時代は英語やドイツ語で読みにくい記載をする医師がかっこよく見えたものだが、これは決して模範とはいえない。難しい英語や略語は必要ない。情報伝達の際に誤解を生じない記載方法がベストだ。例えば「パルス」という用語は、鍼灸師のカルテに書いてあれば低周波鍼通電療法であろうが、医師のカルテに書いてあればステロイドのパルス療法かもしれない。またTAと書いてあれば、文脈によって前脛骨筋（tibialis anterior）の場合も交通事故（traffic accident）の場合もあり得る。誤解を避けるための最善の策は、無闇に略語を用いず、見たこと、聞いたこと、行ったことをそのまま書くことである。

1．カルテの役割

　他にもクリアするべき点がたくさんあるが、もうひとつだけ挙げるとすれば、医療サービスの補完に役立つような記載を目指すことだろう。医師や看護婦とは別の観点から観察したり、同じ角度であれば診察時間の短い医師では聞き出しにくい詳しい情報を得たりして、それらを記録してゆくことである。もし医療施設内で鍼灸を行っているなら、同じ施設内で同じ情報が書いてある医師カルテと鍼灸カルテが存在してもあまり意味はない。鍼灸臨床の特徴を生かして得た情報を施設全体にフィードバックさせて、患者の受ける医療サービスの質が全体としてより高くなるような、そのきっかけとなるような鍼灸カルテの在り方を模索したいものだ。

参考文献

1) 高田利廣．事例別医事法Ｑ＆Ａ．日本医事新報社．1995．
2) 東洋療法学校協会編．厚生省健康政策局医事課監修．関係法規．医歯薬出版株式会社．1995．

2．患者の服薬情報

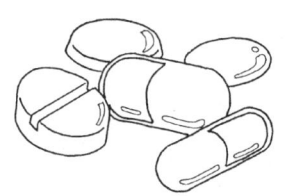

　現代の平均的日本人の医学に関する知識は非常に高度であると思う。特に自分が罹っている疾患や現在受けている治療内容に関しては、当然のことながらかなり詳しく調べている人が多い。これは日本国民のインテリジェンスが高くなったためだけではない。世の中に「薬漬け医療」「薬の副作用による死亡」「院内感染」「医療過誤」など医療の悪い面がマスコミなどで大きく取り上げられているため、自分の受けている医療が適切であるかどうかを患者自身がチェックし始めたという面もあるだろう。これに対して医療を提供する側は、患者に治療内容を正しく理解してもらうために、薬剤情報や治療目的をわかりやすく説明する努力をするようになってきた。患者だけでなく薬剤を用いる医師に対しても、医療系学術雑誌やインターネットの関連サイトで副作用情報を広める努力がなされるようになっている。

　このように日々目まぐるしく更新されてゆく医療情報の中で、鍼灸師は古典に則って治療を行ってさえいればよいのだろうか。現代医療の知識は必要ないのだろうか。化学合成された薬剤は自然に反しているから体に良くないと言っていればよいのだろうか。これらは極端な話ではあるが、それに近いような状況で

2. 患者の服薬情報

　鍼灸師など非医師の指導（本来は指導してはいけない、医師法違反である）を受けて、ひどく病状が悪化した患者の話や症例報告をしばしば耳にする。日本の場合、欧米先進国と比べて患者は人がいいというか、あまり治療者に面と向かって批判することがないようだ。被害を受けた患者は静かにその治療者のもとを去り、しばしば別の医療機関を訪れて苦情を訴えるので、治療者自身は自分の指導の誤りに気が付かない場合も少なくない。

　現代日本に生きている限り、人は病むとほとんどの場合に西洋医学とかかわりをもつことになる。西洋医学の是非の論議は別にして、現状として西洋医学と無縁で生きている人は非常に稀なのである。そのような状況の中で鍼灸師は、西洋医学、特にその治療の大部分を占めている薬物療法について、今まで以上に深く知識をもつ必要があるのではないだろうか。これは薬剤に反感をもつ鍼灸師であろうがなかろうが、等しく必要だと思う。服薬している患者に鍼灸治療を併用するなら薬理作用の基本的な知識が必要であるし、薬を批判するなら批判できるだけの十分な知識がやはり必要だ。私は、鍼灸師にとって薬剤の基本知識は常識であり、それを何に使うのかといった議論をする以前の必須事項だと考えている。しかしもし鍼灸臨床の場で薬剤の知識の必要性を意識する場面があるとしたら、どのような場面なのか、以下に例を挙げながら考えてみよう。

1. 複数愁訴の相互関連の考察

　これは鍼灸治療に限らない、いわば推理力の問題かもしれない。患者がどのような薬剤を服用しているのかわかっていれば、疾患あるいは証の成り立ちについて考察のヒントとなることがある。例えば腰痛の患者が、同じ頃から心窩部痛もあると訴えたとする。このとき、腰痛と心窩部痛を二つの並列した症状と捉えると、ある治療者は消化器の疾患（例えば胃潰瘍や腸炎など）による内臓性の腰痛と考察するかもしれない。また脾虚と腎虚の合併と考える治療者もいるだろう。しかしもし腰痛が発症した日に即病院に行って薬を処方されて飲んでいるとしたらどうだろうか。まずその薬を見せてもらう。するとロキソプロフェンナトリウムが処方されているかもしれない。これは非ステロイド性鎮痛抗炎症薬であり、疼痛を抑える一方で副作用として腹痛や胃部不快感を起こすことがある。このことから腰痛と心窩部痛は並列ではなく、腰痛を軽減させるために服用した薬剤によって心窩部痛が発生したと考えることもできるのだ。そうすると鍼灸治療によって腰痛が改善して鎮痛剤を服用する必要がなくなれば、自然と心窩部痛も消えるかもしれないという予測ができる。また弁証など東洋医学的な診断治療を行っている治療者は、腰痛と心窩部痛が並列でないことがわかれば証の判断を誤らなくて済むことになるかもしれない。

　同様の例は、ステロイドによるムーンフェイス（満月様顔貌）、金製剤による皮疹、ある種の漢方薬による下痢など、挙げればきりがない。患者はそれらの副作用に気付いてない場合がある。

2. 患者の服薬情報

鍼灸師として、有名な薬剤とその作用・副作用は理解しておくべきであろう。

2. 疾患の重症度の推測

　鍼灸治療に訪れる患者は、かなりの割合で他の医療機関から薬物治療を受けている場合が多い。その治療の目的は、鍼灸における主訴と同じ場合も、全く別の愁訴である場合もある。いずれの場合においても服用中の薬剤をチェックすることによって、疾患がどの程度深刻なものか、あるいは鍼灸治療を併用しても安全かどうかという判断のヒントになることがある。例えば、腰痛を訴える患者が服薬している場合、薬剤の種類を調べたら、消炎鎮痛剤内服を一日3錠および坐剤を用いていたとする。このような患者が既に薬剤を用いて疼痛が軽減した状態で鍼灸治療に来ている時は、鍼の鎮痛効果が十分に発揮されないかもしれない。あるいはその腰痛の患者が糖尿病の薬物療法を受けているとすると、経口糖尿病治療薬を何錠飲んでいるのか、またインシュリンの注射を行っているのか、糖尿病の合併症に対する薬剤も含まれているのかなどをチェックすることによって、糖尿病の重症度や進行度を推察することができる。糖尿病が進行して重症である場合、感染症を起こしやすくなるから、透熱灸は適当でないなどの判断をすることもできる。同様に高血圧症や内分泌疾患などの基礎疾患は、たとえその治療を目的として鍼灸治療を受けに来たのではなくとも、薬剤をチェックして重症度を把握しておく必要があるだろう。

3. 鍼灸治療の効果を正しく評価する

　気管支喘息の患者に鍼灸治療を行っていて、ある時から急に発作の頻度が減って体調が良くなったという患者がいた。患者はとても感謝し、鍼灸が効いたのだと言ってくれた。しかし鍼灸治療は全く同じ治療方法を継続していたので、徐々に改善することはあっても、いきなり良くなるのは鍼灸の効果ではないのではないかと疑問に思った。そこで服用中の薬剤をチェックしたところ、初診の頃からずっと同じ薬が出ていたのに、最近になって喘息に効果のある新薬が加わっていた。私はこれだと思い、患者が鍼灸治療に頼りすぎて薬剤の服用を勝手に中止したりしないように、自分の考えを伝えた。この患者はそれでも鍼灸治療を受けると肩背部のはり感がとれるので、薬物治療だけよりも全般的な体調が良いと言って治療の継続を希望してくれた。

　このような例は日常の臨床でもしばしば遭遇する。もしかしたら逆にどこかの病院の医師が、患者が鍼灸治療を開始したことを知らないで、その病院での治療（投薬など）の効果について間違った評価をしているかもしれない。このように、自分が行っている鍼灸治療が本当に効果的であったかどうかを正しく評価するには、患者を取り巻く環境が鍼灸治療を受けること以外に大きく変化していないことを確認しなければならない。もちろん引っ越し、結婚、転職など生活環境の変化によっても症状が良くなったり悪くなったりする。したがって治療効果の真偽を冷静に判断することが必要であり、その際に薬剤の処方内

2. 患者の服薬情報

容の変更が関与している可能性を忘れてはいけない。特にステロイドなど効き目の強力な薬剤の量が増えたりしたのを気付かずに、鍼灸治療の効果だと思い込まないことが大切だ。患者も治療者も他の治療はもう必要ないと信じて疑わず、服薬を中止した途端に症状が悪化したというのは十分起こり得る話である。患者には服薬状況が変化したら報告してもらうよう必ず伝えておくべきだろう。

4. 東洋医学的治療のヒントを得る

　鍼灸治療を受けに来る患者は、漢方医にかかっている患者も多い。漢方医の中には名医と呼ばれ、その先生の治療が漢方処方の手本とされる場合もある。このような有名な漢方医が処方した漢方薬は、患者の証を鋭く見抜いている可能性があるから、鍼灸治療を行う我々にとっても治療の参考となるであろう。例えば、当帰芍薬散が処方されていれば下腿の脾経あたりの経穴を用いればよいかもしれない。また補中益気湯が処方されていれば腹部の温灸を加えると効果的かもしれない。その他にも便を緩くさせたり、発汗を促進したりする処方があるので、それが東洋医学的にどのような意味を持っているのかを考えれば、鍼灸においても同じ原則のもとに経絡や経穴を試してみる価値があると思う。処方されている漢方薬を通して東洋医学の名医の知恵を借りるのである。

　最近は調剤薬局から薬剤名や処方の目的、あるいは服薬時の

注意事項などについて丁寧に説明してある紙を渡されるので、それを見せてもらえば薬剤名の割り出しに苦労することはなくなった。しかしそれがなくても、薬剤自体に記載されているコードや、パッケージに記載されているコードおよび薬剤名などで情報を知ることができる。書籍やCD-ROMを用いて、コードや薬剤名から検索するのである。書籍では「日本医薬品集」（薬業時報社）、「今日の治療薬」（南江堂）などが有名だが、一般向けとしては「医者からもらった薬がわかる本」や「ピルブック」など様々な本が書店で売られている。インターネットのウェブサイトも多彩であるから、自分のレベルに合った情報や説明をしてくれているホームページを見つけることができるだろう。ただし信頼のおけるサイトかどうかを見抜く眼が必要である。

　患者の服薬状況をチェックするにあたっては、薬剤名、作用、適応症、副作用などについて文献から調べることはもちろん重要であるが、一日何錠服用しているか、そしてきちんと服用しているかを記録しておくことも大切だ。量が変化した場合はそれもカルテに記載しておく。患者によっては記憶が不明確だったりして正しい情報が聞き出せない場合もある。必要性が高いと判断した場合は、家族から聞き出すことも躊躇してはいけない。

　現代日本における鍼灸患者のほとんどが何らかの薬剤またはサプリメントを服用しているといっても過言ではない。したがって、そのような患者を扱う鍼灸師が薬剤やサプリメントに関する知識、少なくとも注意事項について知っておく、あるいは必要があれば検索できる能力をもっておくことは、今や常識で

2．患者の服薬情報

はないだろうか。

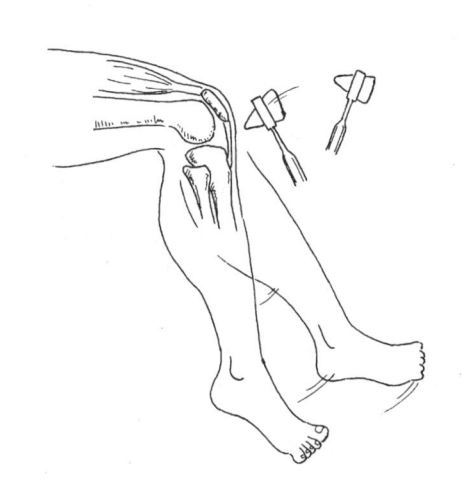

3. 理学検査の目的

　「検査」といえば、血液検査、尿検査、生理機能検査（心電図や脳波など）、X線検査などをまず連想する人が多いだろう。これらの検査の中に鍼灸師の資格で実施してよいものはない。放射線を扱うのは診療放射線技師でなければならないし、検体を扱う一般的な臨床検査は臨床検査技師でなければならない（もちろん医師自身が行うのは許されるが）。もし研究目的で患者の同意を得て心電図やサーモグラフィなどの非侵襲的な検査を行うとしても、これらの検査機器は非常に高価であるため一般の鍼灸師が個人で購入できるような代物ではない。一方、理学検査は、せいぜい打腱鎚や角度計など安価な器具を用意するだけで済むので、鍼灸師が問診・診察の一環としてベッドサイドで行うことが可能だ。したがって理学検査は鍼灸師が行うことができる数少ない「検査」であるといえる。近年の鍼灸臨床教育では理学検査の知識と技術が重視され、実

3. 理学検査の目的

際に臨床で盛んに行う鍼灸師も少なくない。

　鍼灸師が診察の際に理学検査を行うことは私も基本的に賛成である。また鍼灸臨床のための理学検査の解説書が増えることも悪くない。しかし鍼灸師が理学検査を行う場合、その所見をどのように解釈し、何に活用するべきなのだろうか。このことについては未だに明確にされていないか、誤解されている部分があるように思える。

検査の目的

　一般に医療機関で行われる検査はどのような目的で行われるのだろうか。医師の診察を受けて糖尿病が疑われた患者を想定して考えてみよう。血液検査として血糖値とHb_{A1C}が、尿検査として尿糖の有無がチェックされる。これは糖尿病と診断するに十分な所見があるかどうかを確認するためである。もしこれらの検査結果が基準値から外れている場合には、その外れ方の程度から重症度を推定することもできる。また治療を開始した後には、病状が良い方向に向かっているかどうかを判断するために検査が行われる。つまり検査は、疾患の診断、重症度と予後の推定、および治療開始後の経過の評価を目的として行われている。これはX線撮影の場合も心電図の場合も基本的には同じであろう。

　それでは鍼灸師が行う理学検査の場合はどうだろうか。基本的には他の検査と同じく、疾患の診断、重症度と予後の推定、および治療開始後の経過の評価のために用いることができる。

しかし問題なのはこれらの目的、特に疾患の診断が理学検査だけでどれくらい達成できるかということである。

検査の感度と特異度

ほとんどの場合、ある一つの検査のみの所見から特定の疾患を100％診断できることはない。例えば、リウマチ因子は関節リウマチの際に80％は陽性となるが、他の膠原病やその他の疾患でも検出されることがある。ある疾患の際にある検査が陽性となる率を感度（sensitivity）と呼ぶ。一方、ある疾患でない場合にある検査が陰性となる率を特異度（specificity）と呼ぶ。腰椎椎間板ヘルニアの際の下肢伸展挙上テスト（SLR）の陽性率を例に挙げると、SLRの陽性率は95％だが、ヘルニアでなくても80～90％が陽性となるという。これは腰椎椎間板ヘルニアの患者が100人いたら、そのうち95人はSLRが陽性となるが、腰椎椎間板ヘルニアでない腰下肢痛患者を100人集めても、そのうち80～90人は陽性となるということである。つまり腰椎椎間板ヘルニアにおけるSLRの感度は高いが、特異度が低いのである。教科書ではこの理学検査が陽性の時はこの疾患を疑えといった一対一対応の単純な記述しかなされてない場合もあるが、実際の臨床ではそう簡単ではないのだ。

このように、検査を行う際にはそれぞれの検査の感度と特異度を知り、その検査の信頼度を理解しておくことが重要である。一般には一つの検査だけでは信頼度が低くなるため、複数の検査を行い総合して判断する。例えば腰椎椎間板ヘルニアが疑わ

3．理学検査の目的

れたら、理学検査としてSLRや知覚検査や徒手筋力テストを行い、加えて腰椎の単純X線撮影やMRIを行う。そしてそれぞれの検査で腰椎椎間板ヘルニアを示唆する所見が矛盾なく認められる場合に診断が確定する。

理学検査の限界と鍼灸臨床における意義

　以上のような現実を踏まえた上で、さて、鍼灸師が行える検査がほとんど理学検査だけという状況下で、疾患の診断までたどり着くことができるだろうか。結論から言えば、ほとんど不可能である。SLRを行うよりもMRIでヘルニアそのものの存在を確認した方が確実なのは当たり前だ。検査機器を用いた診断システムが普及している現代日本で、鍼灸師が理学検査を行って「疾患を診断」しようとすることにはほとんど意味がない。患者のほうもそのようなことは期待しておらず、不可解な症状があればまず病院へ足を運ぶだろう。それでは理学検査は必要ないのかというと、そうではない。どんなに検査機器が発達しようとも理学検査から得られる情報は貴重である。MRIでは知り得ない実際の神経刺激症状の強さがSLRから推察できる（これはADLを推察するには便利）こともあり、両者はどちらも重要だ。大切なのは理学検査の限界を知り、その上で鍼灸臨床でどのように活用すべきかをわきまえておくことである。

　鍼灸師は理学検査の所見を参考として、鍼灸治療「だけ」を行っていて良いかのどうかを判断することができる。片側の腰下肢の放散痛としびれ感を訴える患者が来院し、SLRを行なっ

たら30°で患側下肢の放散痛が誘発されたとする。前述したように、SLRは腰椎椎間板ヘルニアに対して感度が高いが特異度は低い。つまり腰椎椎間板ヘルニアかもしれないが、変形性腰椎症や脊椎腫瘍などによる腰部神経根症かもしれないし、神経根由来でない坐骨神経痛（梨状筋症候群など）かもしれない。しかし大切なのは30°で陽性となるというのは、**鍼灸治療の対象症状としてはかなり神経刺激状態が強い**ということである。また深部反射、知覚検査、徒手筋力テストなどの理学検査で異常所見を認めた場合も同様である。もし患者が最近病院にかかったことがないなら、鍼灸治療だけでなく整形外科を受診することを勧めるべきである。それは患者を逃すことにはならない。鍼灸治療直後の鎮痛効果は腰下肢痛の場合かなり期待できる。患者は整形外科を受診し、手術や入院に至らなければ保存療法のひとつとして再び鍼灸治療を受けに来るだろう。もし手術ということになったならば、それはそれで整形外科受診を勧めた鍼灸師の判断が適切であったわけで、患者の信頼を得るだろう。このように、鍼灸治療のみで対処し得るかどうかの判断材料として理学検査所見を活用することができる。

　一方、もしこの患者が他の病院で十分な検査、診断、および治療を受けているのであれば、鍼灸治療は現代医学的治療と併用されることが既に決まっているのであるから、理学検査所見は鍼灸治療の適否の判断材料としてはあまり意味がない。むしろ異常所見の程度から、治療の難易度を推測するデータとして活用すべきである。例えば片側の腰下肢痛の場合、徒手筋力テスト3以下の所見を認めたら症状の改善が遅いだろう（ただし一

3．理学検査の目的

時的な鎮痛効果は得られる場合が多い）。

　また、鍼灸治療の経過中に理学検査を行って初診時の所見と比較することにより、患者が改善に向かっているのか増悪しているのかを評価することができる。問診をすると「ちょっといいみたいです」といったお世辞を言ってくれる患者がいるが、理学検査はより客観的である。SLRが陽性となる角度が初診では45°だったのが70°になっていれば、坐骨神経刺激の程度が軽くなっていると考えられる。逆であれば神経刺激状態が悪化しているので、鍼灸以外の治療法を選択する必要があるかもしれない。このように鍼灸治療を継続することの適否や、治療方針を変更すべきかどうかなどを判断することができる。また患者も検査所見を説明すれば、自分の病状について納得しやすいであろう。

　以上をまとめると、鍼灸臨床における理学検査は、以下のような限界と意義をもっている。
1）理学検査だけで特定の疾患を推察することは困難な場合が多い。
2）鍼灸治療の適応・不適応、および医療機関を受診すべきかどうかの判断材料となる。
3）病状の経過を客観的に評価し、治療効果と予後の推測をする材料となる。

　ただし重要なのは理学検査だけでなく、必ず問診内容、年齢、生活環境などを総合して患者の病状を判断できるような知識と技術と経験を養うことである。また患者が持参した検査データ

3．理学検査の目的

を併せて判断材料にできるくらいの知識は身につけておきたいものだ。

参考文献
1) 今日の臨床検査, 1995, 南山堂.
2) Deyo RAほか. Herniated lumbar intervertebral disk. Ann Intern Med 1990; 112: 598-603.
3) 山下仁ほか，腰部神経根症に対する鍼治療の効果－症例集積による検討－. 日本腰痛研究会雑誌 1997; 3(1): 27-32.

コラム 1

脱線コラム 1

イギリスの医療 －息子の入院体験－

　鍼灸の研究のために、1999年から2000年にかけてイングランド南西部のエクセター大学に留学しました。イギリスではこの年の冬、インフルエンザが猛威をふるい、長男が高熱の末とうとう肺炎を患ってしまいました。このため、イギリスの医療を外から傍観するつもりが、身をもって体験することとなってしまいました。

　公立診療所の外来診療で抗生物質の経口投与をしていましたが病状は好転せず、医師に「入院をした方が良いと思います。紹介状を書くので病院に行ってください」と指示されました。既に夜7時を過ぎていましたが、紹介状を持って長男を車に乗せた私は州立病院へ急ぎ、救急患者受付で入院の手続きをしました。イギリスの住民は最初から大病院に行くことはできず、まずは公立診療所の主治医にかかるのです。公立診療所の医師が各科領域を浅く広くマスターしているプライマリケア医であるのに対し、大病院の医師は狭い領域を深く扱う専門医です。胸部X線写真を撮影したのち、小児科の若い女性の医師は、指導者らしき男性の医師に相談してから「2、3日入院して集中的に抗生物質治療を行いましょう」と説明してくれました。

案内された小児科病棟は日本の小児科病棟と同じように、子供に恐怖感を与えず楽しく過ごさせるために、壁や天井に様々な飾り付けがなされていました。ひと部屋に6つのベッドがあり、2つのベッドが空いていました。病棟のスタッフの人達は、医師から掃除係の人まで例外なく笑顔で応対してくれました。特に見習いのドイツ人の看護婦さんが拙い英語で親しく語りかけてくれたのは、異国人同士という共感のせいかとても安心させられました。最も驚いたことは、看護婦さんが何度も、付き添いの家族である私たちに「飲み物はいかがですか」といってコーヒーや紅茶を勧めてくれたことです。それから3泊4日、昼は妻が付き添い、夜はマットレスとシーツと毛布を借りて私が付き添いました。朝食は患者だけでなく付き添いの家族もいただく資格があるというので、トーストとコーヒーを注文しました。病院食は日本人の好みに合わないかもしれないので持ちこんでも良いと言われたのですが、長男は3食とも気に入っていた様子でした。

　長男の状態は徐々に回復し、4日目に退院の許可が出ました。退院の前に理学療法士の女性がやってきて、痰の排出の仕方を教わりました。背部をトントンと叩くのですが、これをやると息子は真っ赤な顔をしてせき込むのです。しかしそれは痰を排出する力が出てきたので良いことであり、出て来た痰は細菌を含んでいるので再び飲みこま

コラム 1

ないで吐き出すように、という指導でした。その後、荷物をまとめてナースステーションで薬を受け取りました。海外での入院なので高額の医療費を請求されるのではないかと不安でしたが、お金の話は一切ありませんでした。私たちのように長期滞在して公立診療所に登録されている居住者は、外国人でも無料で医療を受けられるのでした。

　イギリスのマスコミは日々、公立病院の質の悪さを非難しているのですが、体験にもとづく私個人のイギリスの医療に対する印象は非常に良いのです。医療スタッフは日本のように「時間がない」といった切迫感を態度に表すことはなく、常に笑顔でした。このことはシステムや予算といった低次元な問題ではなく、国民性あるいは心の問題のように感じられます。

　日本の標準的な医療に比べて、軽い疾患の段階で行われる検査や投薬の量はイギリスでは極めて少ないようです。これは日本のようにたくさん検査したり、たくさん薬を出したりすると収入が増えるという出来高払いシステムではないからでしょう。しかしそれだけではなく「軽い疾患は自身の体が治すもの」という考え方が、患者にも医療スタッフにも根差しているような気がしました。

　風邪を引いたら解熱剤と咳止めと抗生物質というようなパターン化した治療ではなく、まずは休養させて自然治癒を待つ、咳が出たら止めないで痰を出させる・・・まるで東洋医学の考え方なのです。

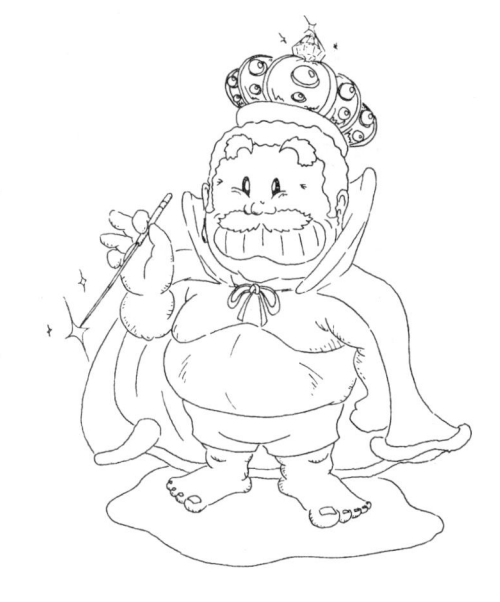

4. 治療効果の正しい評価

　鍼灸治療によって疾患や症状が改善したという症例報告は昔からたくさん発表されている。それなのになぜ医学の世界では認められにくいのか。その理由のひとつは医師が読む学術雑誌に鍼灸の臨床論文があまり掲載されていないからかもしれない。鍼灸の効果をアピールするには、鍼灸関係の出版物だけでなく、もっと外向き、すなわち医学雑誌に向けて鍼灸治療の臨床報告を行わなければならない。

　一般に学術雑誌には査読といって、投稿された論文を同じ分野の専門家に読んでもらい、その雑誌に掲載するに値する論文かどうかをチェックするというシステムがある。査読を経て医学論文として世の中に発表されるには、論文の独創性が必要だが、それ以前に研究の科学性（あるいは信頼性）が必要とされる。言い換えると、鍼灸の治療効果を厳密に

4．治療効果の正しい評価

評価した論文でないと学術界では認められないということだ。これは論文を書く時だけに必要な考え方ではなく、日常の鍼灸臨床で我々が常に心に留めておかなければならないことである。

「良くなりました」と言って来なくなる患者

　変形性腰椎症による坐骨神経痛を主訴として来診され60歳代の女性は、初診時の問診で、前に通っていた整体治療院の話をしてくれた。10回通ったら必ず治ると言われたが、10回目になっても少しも改善が見られず、歩行は相変わらずつらかった。院長は「前より腰の状態が良くなっているのでもう少し続ければ治る」と言ったが、患者はもう通院する気がなかった。ついにある日、「先生すっかりよくなりました」と、痛いのを我慢して平気なふりをして歩いて見せて、「また悪くなったら来ます」と言って通院するのをやめたそうだ。

　日本人の美徳なのか、患者は治療者に治療効果がないことを率直に訴えられない場合が多い。「先生」と呼ばれる人には遠慮して「いいみたいです」と言っておいて、あとで看護師か事務員に「ぜんぜん良くならない」と訴える場合も少なくない。患者の言ったことを鵜呑みにして、自分の腕が良いのだと有頂天になっていたりしたら、まさに「裸の王様」である。医療機関のようにチーム医療を行っている場合には、あとで看護師が実情を教えてくれることもあるだろう。しかし個人で開業している場合には誰も本当のことは教えてくれない。自分でその疾患や病状が治癒（または改善）するものかどうかをよく知り、ま

た患者の言うことにお世辞が含まれていないかどうかを見極めなければならない。何の連絡もなく来なくなった患者は治療が無効だったと仮定するくらい、厳しい自己評価の態度が必要ではないだろうか。

疾病利得

　逆に改善しているのに「良くならない」と訴えられる場合もある。このような例は疾病利得がからんでいる場合に遭遇する。傷害事故の被害者や労災によって金銭等の利害が関与している時にこの傾向が強いといわれる。もちろん被害者のほとんどは不幸な出来事に遭遇した可哀想な人であり、嘘をついたりはしないだろう。しかし中には治療期間を延ばしたいがために、既に改善している症状を大袈裟に訴える人もいないわけではない。また、職場や学校へ行きたくないという願望があるときにもこのような行動をとる患者がいる。ある時は故意に苦痛を誇張して訴えるが、ある時は心理作用が働いて本当に苦痛が生じてしまう場合もあるから、真偽を見極めるのは非常に難しい。例えば学校へ行きたくない、あるいは出勤したくないと思っていると、本当に腹痛があったり嘔吐したりしてしまう場合がある。

オタマジャクシに鍼？

　このように患者は、治療が効いていないのに効いていると言ったり、効いているのにまだ治っていないと訴えたりすることがある。そしてそれらの患者の言動は、故意に嘘をついている

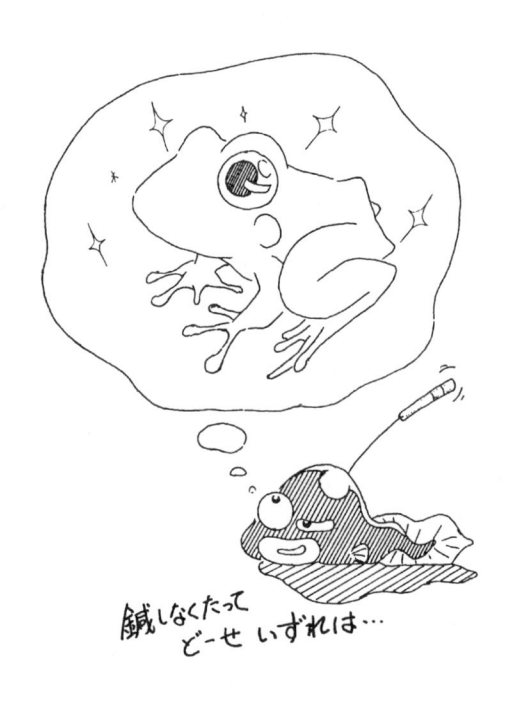

4．治療効果の正しい評価

場合もあるし、患者にとっては嘘でない場合（心理的効果など）もある。それでは観察や検査により明らかに変化が認められた場合は、治療効果があったと判断してもよいだろうか。結論から言うと、客観的な変化をとらえただけでは治療効果があるとは主張できない。

　私は治療効果を正しく評価することを説明するときに、よく次のような話をする。オタマジャクシに鍼をしたら何週間か後に足が出て、手が出て、ついにカエルになった、という研究論文があったとする。この論文を読んだ人は、これが鍼の効果であるとは誰も信じないであろう。それは鍼をしなくてもオタマジャクシがカエルになることを誰もが知っているからである。このように明らかに変化が認められた場合でも、それが治療効果であるとはいえない。オタマジャクシの話は極端だが、我々は鍼灸の治療効果を評価するときに同じような思考をしていないだろうか。例えば五十肩では肩関節の可動域が制限されるが、半年から1年くらいで自然に

回復する場合がほとんどである。鍼灸臨床においてよく遭遇する疾患の中に、自然経過として改善に向かう疾患は他にもたくさんある。ギックリ腰、末梢性顔面神経麻痺、坐骨神経痛の急性期、労作後の筋痛、感冒、その他挙げればきりがない。これらの疾患や症状に対して、「鍼灸治療をしたから治癒した」という結論は正しい判断とはいえない。たとえ高価な検査機器を用いてデータの変化を提示しても、それは「治癒した」ことを証明するだけで、鍼灸治療が改善に寄与したかどうかは証明できない。このような形で鍼灸の症例報告をしても、それらの疾患が自然経過として治癒（または改善）に向かうことを知っている専門家は鍼灸の効果を認めないし、100症例集めて論文にしても権威ある有名医学雑誌の査読をパスすることはないだろう。

　ただし同じような疾患または症状において、観察する点を変えれば、鍼灸の効果を推測できることもある。例えば鍼灸治療を行った日から五十肩の疼痛による夜間覚醒が数日間なかったことを確認できれば、それは鍼灸治療が有効であることを示唆しているかもしれない。またギックリ腰の患者に鍼灸治療を行ったら、来診時には杖をついていたのに、治療後には杖なしで歩いて帰ったのを観察すれば、これも鍼灸治療の効果である可能性はある。このように治療直後の効果などをつぶさに観察することで、鍼灸治療の効果かもしれない反応は見つけられる。しかしここで注意しなければならないのは、その観察だけで鍼灸の治療効果を「主張しすぎない」ことであろう。なぜなら、カウンセリングやおまじない等で心理的な変化が生じただけで

4. 治療効果の正しい評価

も、直後効果は得られることがあるからだ（「12. 鍼灸のプラセボ効果」で詳しく述べる）。つまり鍼灸刺激そのものが効いたのか、「鍼灸を受けた」という気持ちが効いたのか、その区別が難しいのである。今日の医学界は、もっと質の高い「冷静な眼」を要求している。

治療効果を評価する「冷静な眼」

　治療効果を論ずる際には、医学の世界で通用する科学的な「冷静な眼」をもって症例を見る習慣が必要である。また学術雑誌に掲載されている症例や臨床研究論文を読むときも、このような眼で吟味しなければならない。ある本に書いてあった治療方法を試してみたが全然効かなかったという体験は多いことと思う。
　一般に臨床研究は、一症例報告、症例の集積、対照群（無治療群）のある比較研究、ランダム化比較試験の順に信頼性が高くなる。ここでいう信頼性とは、言い換えれば、我々が追試として同じ治療法を試した時に同様の効果を得られる可能性である。一症例報告では、結論を誤って導く数多くの因子（これをバイアスという）があるので、信頼性が低い。例えば自然経過や季節変動によって症状が良くなったのではないかという指摘に反論できない。症例集積ではより多くの症例を集めているので、一症例報告よりはバイアスが少ないが、前述のように自然に改善する五十肩を100症例集めても治療が効いたことにはならない。一方、対照群のある比較研究では無治療群と比較する

4. 治療効果の正しい評価

ので信頼度が高くなるが、治療群と無治療群が均等に分けられたかどうかはわからない。もしかしたら治療者の経験から、鍼が効くと思われるタイプの腰痛のみに鍼治療をしたということも考えられるのである。そこで無作為化比較試験においては、くじ引きやコンピュータで無作為に患者を治療群と無治療群に割り付けるという手法をとる。実は更にこの上に心理的効果も除外できる二重盲検法があり、これがベストとされているが、鍼灸などの物理療法に適用できるかどうかは現在論争中なので、ここでは言及しないことにする（「12. 鍼灸のプラセボ効果」で詳しく述べる）。

　以上のような研究方法は、その信頼性が高くなるほど実施するのも難しくなってくる。理想を言うのは簡単だが、実行するのは大変なのだ。鍼灸の世界でも施設環境の問題、経済的な問題、倫理上の問題など、実施にあたって多くの支障がある。しかし症例集積を積み重ねることによっても、鍼灸がどのような症状には効きそうだ、あるいはどのような症状には効かなそうだという推測はできる。このような推測が、将来行われるべき質の高い臨床研究の礎となる。一症例報告も症例集積も、同様の疾患ではすべて有効であるというような「言い過ぎ」の結論をしなければ、有効性や限界を示唆する臨床報告としてはそれなりの意義がある。

　1997年11月、米国国立衛生研究所が召集したパネル会議は鍼に関する合意声明を発表し、手術後や化学療法における嘔気・嘔吐、あるいは歯科の術後痛に対して鍼治療が有効であることを認めた。最初に認められたのがなぜ腰痛や肩こりでない

4．治療効果の正しい評価

のか。その理由はおそらく前述したような信頼性の高い研究方法による学術論文が、腰痛や肩こりについて十分に発表されていないからであろう。今後は日常臨床で鍼灸が効くという手応えのある疾患や症状について、手応えだけでなく、医学の世界で科学的妥当性を認められるような臨床研究に仕上げてゆく努力が必要になるだろう。

後半はやや臨床研究に偏った話になってしまったが、これは研究者のみに必要なことではない。日常臨床においても「冷静な眼」で、自然経過、季節変動、心理的効果などを考慮して鍼灸の治療効果を科学的に評価し、また患者のお世辞や詐病などを見抜けるような知識、経験および洞察力をもつことは大切である。

参考文献

1) Hoppenfeld S 著/野島元雄監訳．図解 四肢と脊椎の診かた．p250．医歯薬出版株式会社．1984．

2) 河端正也．腰痛テキスト −正しい理解と予防のために-．p42．南江堂．1989．

3) NIH パネルによる鍼に関する合意声明について．全日本鍼灸学会雑誌 47(4): 307-309, 1997．

4) 米国立衛生研究所(NIH)合意形成声明．全日本鍼灸学会雑誌 48(2): 186-193, 1998．

5．クリニカル・カンファレンス

　クリニカル・カンファレンス（症例検討会、以下カンファレンスと呼ぶ）は、診断や治療について何らかの問題がある症例について、適切な方針を検討するために行われる。もちろん鍼灸のカンファレンスも基本的には同じ目的で行われているが、幾つかの点で現代医学のカンファレンスとは違う要素が必要であると考えている。それは医療の現状を踏まえた上で、さらに良い医療サービスを患者に提供するための方策として鍼灸治療をとり入れようという、高い理想のもとに行われるべきものである。目的意識をはっきりさせなければ貴重な時間を無駄にするだけに終わってしまう。

カンファレンスは自慢話を聞く会ではない

　ある患者が鍼灸治療によって治ったことを全面的に強調して発表しているカンファレンスに出会うことがある。これは実際にはカンファレンスではなく、講演である。このような場では、参加者が意見を述べるという雰囲気ではなく、「教えて下さい」という形でしか発言できない。相互の意見の交換がなければカンファレンスを開く意味はない。一方的に話を聞く会は、高名な治療家や専門家などを招いてきた場合に開催すればよい。日常のカンファレンスでは、治療担当者は患者のデータを紹介し

5. クリニカル・カンファレンス

て自分の意見を簡潔に述べ、どの点に対して参加者の知恵を拝借したいのかを明らかにすべきである。そうしておいて、あとは参加者が自由に討論するのが好ましい。討論の中から、治療担当者は患者に行うべきケアについてのヒントを得るであろう。自分の治療が正しいことを主張したいだけの人は、学会で報告すればよい（もちろん学会も自慢話の場ではないのだが）。

鍼灸カンファレンスで鍼灸医学の立場は重要

　現代医学的な診察や検査のデータを見ながら、現代医学的な診断は何か、どのような治療やケアが適切か、といったことを討論することは、病院の一般的なカンファレンスのパターンであろう。同様に、鍼灸のカンファレンスにおいても、鍼灸の適応か否か、また専門医の受診を勧めるか否かを決定するには、現代医学的な立場からの検討が重要である。しかし、鍼灸カンファレンスで題材とされる症例がどのようなものであるかを、ここで考えておく必要がある。鍼灸の患者は、既に現代医学的な診断治療を受け、それに満足しない点があるから東洋医学的治療を希望して来診しているのではないか、ということである。主訴に関してまだ一度も現代医療にかかったことがない患者であれば、現代医学的な検討はもちろん必要である。しかし私たちが行った調査によるとそのような患者は多くなく、むしろ日本では東西両方の医学を同時に受けている患者のほうが圧倒的に多い。そうすると鍼灸のカンファレンスで再び現代医学的病態を詳しく検討してもあまり意味がなく、それは病院で医師た

ちが行った過程を繰り返しているに過ぎない。高度な医療機器を用いて検査したデータをそろえて、医師が診断・治療を検討したほうが現代医学的には適確な判断ができるに決まっている。

これらのことを考えると、鍼灸のカンファレンスは鍼灸独自の概念や技術を生かして、鍼灸師として患者に提供できることを討論するのが本来の姿ではないだろうか。こんなことを言うと鍼灸の臨床家の先生方からは「当たり前だ！」と叱られそうだが、実際には鍼灸の独自性を生かしていない鍼灸カンファレンスが世の中には多いのだ。

カンファレンスには共通言語が必要

鍼灸のカンファレンスには鍼灸独自の観点が必要であると今述べたばかりだ。しかしこれを極端に主張すると弊害が生じる場合もある。東洋医学的な用語のみを用いて望聞問切のデータを提示し、そこから東洋医学的な用語のみを用いた診断名と治療方法を論じたとする。例えば、「脈滑」「心下痞硬」「腎陰虚」「肝脾不和」「清熱滋陰」といった用語だけでカンファレンスが進行したらどうだろう。これでは一般の医療従事者は勿論のこと、同じ鍼灸師でも流派が違うと理解できない。そこには「現代医学的にはこのような病態であり、これこれの処置が施されているが、そこにはこのような観点が足りない」といった、俯瞰的な視点がない。鍼灸の独自性を誇示するあまり、外界との接触が断たれ、患者の受けている医療の中で鍼灸のみが孤立してしまうのである。

5. クリニカル・カンファレンス

　このことから、鍼灸のカンファレンスには鍼灸独自の観点が尊重されるべきであるが、それを進行するためには現代医学系の共通言語が必要であることがわかる。国際会議の公用語として英語が用いられるのと同じである。つまり公用語として現代医学用語を基本として進行するけれども、個々の重要な単語や概念については、意味を説明した上で東洋医学用語をそのまま使えばよい。そうすることによって、別の職種や流派から参加している人達の貴重な意見を引き出すことができるのだ。

医師のカンファレンスと大きく違う点

　鍼灸カンファレンスがもつべき特徴として挙げておきたいのは、症例の患者の人物像と生活背景、そして鍼灸受診までにどのような医療の受療歴を辿ってきたかということについて、より深く掘り下げて検討することである。

　患者の人物像と生活背景は、具体的には、患者の職種、生活環境、精神状態などである。患者自身から得た情報に加えて、症例提示者（患者担当者）の印象も含めてよい。例えば、仕事上、膝痛に良くないとわかっていても正座をしなければならない人もある。また家族の介護をしているために充分な休養がとれない人もある。事故の被害者などは、加害者に対する賠償請求の問題を抱えている場合もあるだろう。このように、身体の器質的な問題だけを取り上げただけでは把握できないことが、人物像や生活背景を理解することにより明らかになってくる場合がある。

どのような医療の経歴を辿ってきたかというのは、どこの医療機関で、どのような検査を受け、何という診断を下されて、どのような治療を受けてきたかということである。鍼灸のカンファレンスだからこそ、まず患者の現代医療の背景をしっかりと把握するのだ。患者はそれまで体験した医療に満足しなかったから鍼灸治療を受けに来たのだから、それまでの医療体験のどこに不満があるのかを知る必要がある。処方された薬があまり効かなかったからなのか、注射などの処置が痛くて耐えられないからなのか、手術を勧められたからか、医師の性格が気に入らなかったのか、待ち時間が長すぎるからか、など理由は様々であろう。その不満の根本がわかれば、その患者に対して提供すべき医療サービスの方向性の手がかりが得られる。もちろん現代医学によっても鍼灸によっても、為すすべがない場合もある。しかし「為すすべがない」という結論に達するためであっても充分な情報は必要なのである。

　以上のような特徴を鍼灸カンファレンスがもつとすれば、これは医師が診断と治療方針の決定のために行うカンファレンスよりも、むしろ看護師がケア方針を決定するために行うカンファレンスや、POS方式のカルテのアセスメントに近いと思われる。

鍼灸の適否の判断は重要

　鍼灸のカンファレンスで討論し明らかにしなければならないのは、何度も述べたように、疾患の診断や西洋医学的な治療の

5. クリニカル・カンファレンス

是非ではない。これは医師の役割であり、患者について受け持っている領域が違う。鍼灸師である我々は、症例の患者に対して鍼灸という手段を用いて、どのような治療またはケアを行えば最良の医療サービスに近づけるかということを考えるべきであろう。ここでまず重要なのは、患者の抱えている医学的問題が、鍼灸で何とかなるものかどうか、すなわち鍼灸の適応であるかどうかを明確にすることである。鍼灸の適応状態には大きく分けて次の二つの場合がある。

ひとつは鍼灸が医学的問題そのものを解決できる可能性がある場合だ。例えば現代医学的治療によってあまり改善しなかった筋筋膜性腰痛などである。鍼灸治療で改善する可能性は高く、直接的に鍼灸の効果を期待して治療を行うことができよう。この場合にカンファレンスで検討されるのは、鍼灸治療の具体的な治療方法であり、討論の内容は比較的単純である。

しかしもうひとつ、医学的問題そのものを根本的に解決できない場合における鍼灸の適応の検討は少し複雑だ。実際の鍼灸治療では、こちらのケースのほうが多いと思われる。例えば腰椎の変形が著しくて、鍼灸治療によっても完全に治ってしまうことは期待できない場合などである。また癌や難病で治療法が今のところ確立されていない場合などもあるだろう。これらのケースでは、鍼灸による一時的な苦痛の緩和が、患者のADL（日常生活動作）やQOL（生活の質）をどれくらい向上できるのかを推測する必要がある。治療法の検討だけでなく、患者に対してどのような対応をすべきか、鍼灸の効果についてどのように説明したらよいのか、といった点について、参加者の意見が役

に立つであろう。

このように、鍼灸の適応・不適応を決めるのは容易ではなく、むしろ疾患そのものに対処できるのか、あるいは疾患そのものには一時的にしか対処できないが患者の満足はある程度得られるのか、といった、「患者の観点から鍼灸の有用性を検討すること」に鍼灸カンファレンスの本当の意義があるのではないだろうか。

具体的な進行方法のモデル

以上述べてきたような点を踏まえると、鍼灸カンファレンスは次のように進行されることになる。

1. 症例提示者によるプレゼンテーション
    1) 患者の年齢、性別、病歴、患者の人物像などの紹介
    2) 治療担当者による問題点のリストアップ
    3) 討論事項の提示（迷っていること、困っていること）
2. 参加者全員での討論
    1) 病態に関する共通理解
    2) 問題点の追加および明確化
    3) 今までのケア方針の評価
    4) 今後のケア方針の方向づけ
3. まとめ
    1) 今後のケア方針の決定
    2) 評価の基準とケア方針再検討時期の設定

これらの項目を主題どおりに、脱線することなく最後まで導

5. クリニカル・カンファレンス

くのは、進行係の力量にかかっている。鍼灸のカンファレンスの意味を充分理解している優れた進行係の存在が必要だ。また参加者も、鍼灸独自の概念や技術を生かして症例について討論し、患者にとって最も適していると思われるケア方針を討論するためには、かなりの勉強が必要である。まず今まで患者が受けてきた現代医学的な検査・診断・治療の意味を理解していなければ、そこに何が足りなかったのかを見抜くことはできない。そして今まで受けてきた医療とは別のアプローチとしてどのような考え方や手法があるのかについて、経験や知識にもとづいて発言する。また他者の発言から、多くの知識と技術と経験を吸収するのである。

三人寄れば文殊の知恵

鍼灸師は個人開業の比率が高く、一匹狼として独自の世界を創り上げている場合も少なくない。これが患者にとって魅力的である場合もあるが、一方で、物事を広い視野から客観的に見つめることが出来にくくなっていることを指摘しておきたい。この欠点をカンファレンスは補ってくれるであろう。カンファレンスで

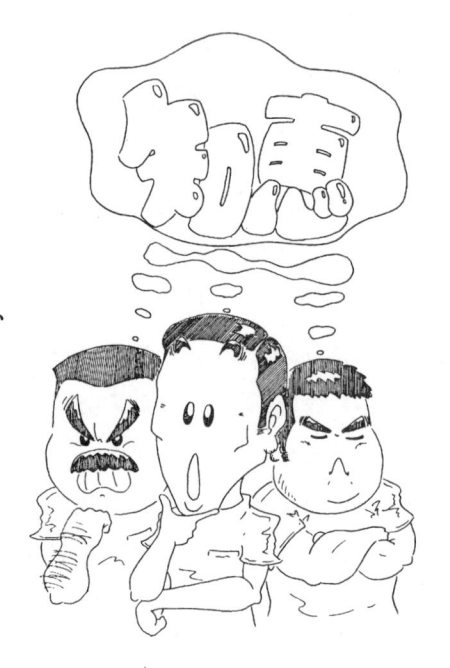

最も貴重な要素は、参加者相互の意見交換なのである。病院のスタッフが集まって開く場合も、開業鍼灸師が集まって開く場合も、出席者は鍼灸師だけでなく、鍼灸カンファレンスの趣旨を理解した医師や看護師が同席することを強く勧めたい。そして現代医学的な観点を踏まえた上で、鍼灸の役割について模索をするのである。患者にとっては東洋医学と西洋医学という二次元的な考え方は必ずしも必要ではなく、心身両面から最良の医療サービスを受けることが唯一の望みなのである。

参考文献

1) 山下仁, 光藤英彦. 灸療による慢性健康障害をもつ病人のケア(第2報) -灸療を活用した東洋医学的ケアシステムの役割と課題-. 全日本鍼灸学会雑誌 41(1); 359-365, 1991.

2) 山下仁, 津嘉山洋ほか. 鍼灸師の卒後研修 -筑波技術短期大学附属診療所における試み-. 筑波技術短期大学テクノレポート 5; 211-216, 1988.

5. クリニカル・カンファレンス

6．インフォームド・コンセント

　今では多くの日本人がインフォームド・コンセントという言葉を知っている。「お医者様の言う通りに従う」という姿勢から「自分の受ける医療は自分で決める」という姿勢に転換しつつあるのだ。このことは日本が先進国であることの証しであり、日本人の医療文化がそれだけ変容を遂げたと言ってもよかろう。したがって鍼灸の世界でも、この概念の導入は今までよりも強く要求されるようになるだろう。

インフォームド・コンセントとは

　"informed consent"という英語に対して、日本では「説明と同意」という訳が付けられたが、ニュアンスの違いなどのため不評を買い、結局インフォームド・コンセントという呼び名のまま定着してしまった。インフォームとは単なる説明ではなく、ある医療行為に関して良い点も悪い点も含めた「十分な情報を与える」ことである。またコンセントとは単なる同意ではなく、与えられた情報を熟考した上で、患者が受けるべき医療行為を「患者自身が決定する」ということである。このことを考えると、「説明と同意」という和訳が日本で定着しなかったのは当然のことのように思える。

　学問的・法律的な解釈を抜きにして簡単に言えば、インフォ

6. インフォームド・コンセント

ームド・コンセントとは、治療者が幾つかの治療手段の長所と短所について十分に情報を提示し、患者はその情報を理解した上で何れかの治療手段（治療しないという選択肢も含めて）を選択することであろう。「選択する」という意味からは、インフォームド・コンセントではなく、インフォームド・チョイスという言葉のほうが適切であるという意見もある。

　インフォームド・コンセントについて論じる場合、真の病名を告知することが常に患者にとって良いことかどうか、何歳から自己決定権を認めるか、あるいは精神障害や意識障害をもつ患者については意思決定を誰に委ねるのかなど、議論すべき事項がたくさんある。しかしこれらの問題については私の知識と経験ではとても論じきれないため、興味のある方は専門書を読んでいただきたい。ここでは鍼灸臨床に関わってくる部分についてのみ概論するのが精一杯である。

ムンテラとの違い

　鍼灸師の間でインフォームド・コンセントについて討論すると、「患者とよく話し合って、お互いの信頼関係を築いて、インフォームド・コンセントを得て治療をすることが大切だ」といった主旨の意見をしばしば耳にする。しかしここで使われているインフォームド・コンセントという言葉は、ムンテラと取り違えられている。ムンテラ（Mund-therapie）は、治療者の一方的な説得といった意味合いが強く、時には嘘の病名を告知する場合もある。インフォームされなくても、すなわち詳しい情

報を与えられなくとも「先生の決めた治療でいいです」と言う患者はいる。ムンテラも良い医療を提供するために必要な場合があるのだが、インフォームド・コンセントとは違う。前述した「十分な情報」「患者の意志による選択」という点を必ずしも含んでいないからである。

鍼灸臨床に導入しやすい点

　インフォームド・コンセントは病の軽重を問わず医療の中で存在しなければならない概念であろう。しかし現実には、手術をするかどうか、延命治療を継続するかどうか、などかなり深刻な場合において特に強調されるようである。また3分診療ではとても十分な情報の伝達はできないという問題もある。このような現代医療が抱える問題と比べると、鍼灸臨床では一般的に、疾患の重症度が低く、患者と話をする時間も比較的保たれている。つまり患者が治療に関する十分な情報を得て自分で決定する時間的・精神的な余裕が、鍼灸の患者にはあるということだ。逆にいえば、そのような状況下にあって患者に選択肢を与えないような環境は、現代の医療サービスとは言えない。患者に有無を言わさず打膿灸をすえるような鍼灸師は、もはや現代日本では存在できない。このような観点からは、鍼灸治療にインフォームド・コンセントの概念を導入することは至極当然であり、また容易であるように思える。

6. インフォームド・コンセント

鍼灸臨床に導入しにくい点

　一方、鍼灸はメカニズムや治療効果が科学的に充分解明されていないため、患者に十分な情報を与えることが出来ないという側面がある。ある治療法を勧めたいが、どうしてそれが良いのか、どれくらい効くのか、危険性はないのか、どのような副作用がどの程度の頻度で起こるのか、などについては厳密に言えばほとんどわかっていない。つまり患者に対する「インフォーム」が成立しないのである。また鍼灸といっても様々な流派があり、各派とも自分のやり方が良いと信じて行っている傾向があるため、患者が幾つかの施術所を尋ねた場合、インフォームされる内容に相違があり患者の信頼を得にくいかもしれない。さらに陰陽虚実など東洋医学に特有な概念から見た病態とその治療方法を、どうやって患者に理解してもらうのか。このような観点からは、現代医療と同じ形でインフォームド・コンセントを行うのは、鍼灸臨床においては現状では難しく、臨床研究、安全性に関する調査、東洋医学用語の統一などを強力に推進する必要がある。

どのような情報が必要なのか

　それでは実際に鍼灸臨床でインフォームド・コンセントを行うには、というよりまず患者に「インフォーム」するには、我々はどのような情報をそろえなければならないのだろうか。以下に列挙してみよう。

1) 鍼灸医学的観点から見た病態

　鍼灸師の診断権は法律的には認められていないが、鍼灸の立場から見た患者の病態について、ある程度の説明が必要になる時がある。例えば腰下肢痛であれば、現代医学的な観点からは反射の低下があるので（原因疾患は別として）神経根の障害が考えられるとか、東洋医学的な観点からは寒くなって悪化したので冷えが関与しているなど、鍼灸師なりの病態の捉え方を説明する必要があるだろう。

2) 鍼灸治療の適応病態である可能性

　次はその病態が鍼灸治療によって改善する可能性があると考えられるかどうかを説明できなければならない。例えば腰下肢に痛みだけでなく反射の低下や知覚障害があるので、痛みだけを訴える場合よりも長くなる可能性があるとか、しかしながら現時点で歩行や勤務は可能ならば鍼灸を含めた保存治療の適応範囲と考えられる、などといった見解である。もちろん病態によっては、鍼灸などやっている場合ではないので早急に専門的な医療を受けなさいとアドバイスしなければならない時もあるだろう。

3) 鍼灸治療の目的と具体的な方法

　疼痛の緩和と坐骨神経周辺の筋の緊張を和らげるために、腰部と臀部と大腿後面の経穴に鍼を何センチくらい刺入します、また、東洋医学的には冷えから生じていると思われるので、腰部に灸頭鍼を用いて温熱刺激を加えた方が良いと思

います、といった具合に、自分がこれから行いたい治療法を、行いたい理由とともに具体的に説明することになる。

4) 改善が期待できる症状または病態
　病院で指摘された腰椎変形が基盤にあるので根本的に原因を取り除くことは鍼灸ではできないが、疼痛の軽減に関しては有効であるという論文は多く発表されているので、最も期待できるのは痛みの緩和でしょう、といった予測を、学術論文や学会の見解などにもとづいて、独断的でない意見を述べることが要求されるであろう。

5) 改善に要する時間とコストの予測
　疾患の予後および鍼灸治療の適否を踏まえて、どれくらいの期間治療を続ければ、どれくらいまでは良くなる可能性が、どれくらいの確率であるのか、またそのためにはどれくらいの治療費が必要なのかを説明できるのが理想である。

6) 鍼灸治療を患者に勧める根拠となるデータや学術論文
　鍼灸治療による改善の可能性や、改善に要する時間、治療の具体的方法などの根拠は、個人の経験にもとづくものなのか、あるいはどのような学術論文があるのか。これらのことを患者に尋ねられたときに、関連する論文やデータを提示できる環境が望ましい。

7) 鍼灸治療によって患者が受ける苦痛や不快感

　例えば、臀部に刺鍼する際には坐骨神経が刺激されると、電撃様の放散痛が起こることがありますが、不快であれば抜きます、その感覚は多くの場合は長く残りません、といった説明をする必要があるだろう。

8) 副作用の種類と発生頻度

　鍼治療後に一時的に体がだるくなることがありますが、ほとんどの場合、一日で消失します、とか、何十本に一本の割合で内出血を起こすことがあります、といった情報を伝達しておく必要がある。特に若い女性の顔面部に刺鍼する際などは、美容上のトラブルを起こす可能性が高いので、事前の説明は不可欠である。

9) 鍼灸治療以外に選択し得る代替手段

　患者が訴えている症状や疾患について、他にどのような治療法が一般的に用いられているか。つまり鍼灸治療を選択しなかった場合に採りうる治療手段も説明できなければならない。

　以上のことを考えると、インフォームド・コンセントを鍼灸臨床の場に導入するためには、鍼灸に関わるほとんどすべての科学的知識が要求されることになる。部分的には鍼灸師個人の努力により達成されるであろう。しかしそれだけでは十分ではなく、学会などが鍼灸の適応と不適応、治療効果、副作用情報な

6. インフォームド・コンセント

どについて、信頼できる調査や研究にもとづいた見解を示すべきである。今後はインターネットなどを活用して、インフォームド・コンセントに必要な資料に随時アクセスできるシステムが構築されるのが理想だ。

導入に向かっての今後の展開

　私の友人であるミャンマー人の医師は、「自分の国では患者は医師を信じて、すべて委ねてくれる。もしそれで患者が死んでも、家族は、先生は一生懸命やってくれたのだと感謝してくれて、訴訟問題になるようなことはない。」と語っていた。日本における患者と治療者との関係も、数十年前まではこのようなものであったのだろう。しかし世界屈指の先進国となった日本では、患者が自分の意思で医療サービスを選択するという時代になってきた。

　インフォームド・コンセントは、患者の手術の同意書にサインさせるための手法や、裁判で治療者側が有利になるための手段ではない。患者として当たり前の権利を行使するための、当たり前の手続きでなければならないのだ。つまり医療はサービス業であり、サービスを提供される側である患者は、当然自分が満足するサービスを選ぶ権利をもっているのである。医師がお医者様と呼ばれた時代が恋しい人たちもいるであろうが、医の倫理観が進化して行く過程で、いやおうなしに我々はインフォームド・コンセントの時代へ突入してゆくのである。

6. インフォームド・コンセント

参考文献

1) 伊藤幸郎. インフォームド・コンセント① -医師の立場から-. 的場恒孝編: 医療科学入門. p107-111. 南江堂. 1997.
2) 木村利人. 健康のイメージと伝統医療 -バイオエシックスの視座から-. 全日本鍼灸学会雑誌 47(3): 93-100, 1997.

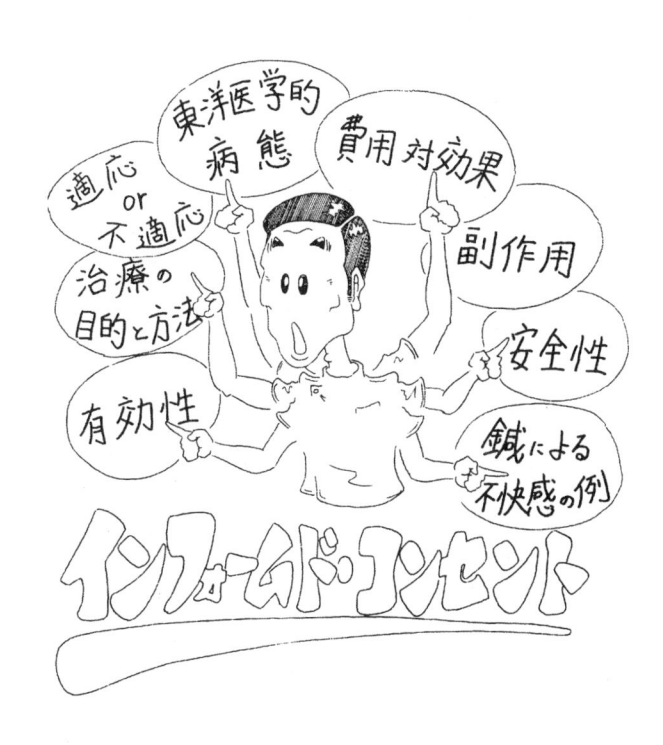

6. インフォームド・コンセント

7. POSと鍼灸

Problem Oriented System（POS、問題志向型システム）は、患者中心の質の高いケアを遂行するために、患者および患者を取り巻く環境の問題を多方面から捉え、問題解決を論理的に進めてゆくカルテ記録法であり患者ケアシステムである。日本にPOSが紹介された年代を考えれば、鍼灸のカルテにPOSを導入する試みが開始されたのはかなり早い時期であった。このこと自体は画期的であったが、その後はほとんどの施設において足踏み状態のように見える。POSが鍼灸臨床で普及してないことには、どのような背景があるのだろうか。

POSの歴史

日本の医療界にPOSが認識されるまでには、3人の多大な貢献があったといわれている。まずアメリカのクリーブランド大学のLawrence L. Weedが1964年にPOSの最初の論文である「Medical records, patient care and medical education」を執筆し、1969年に「診療記録、医学教育そして患者ケア」が出版された。次にエモリー大学のJ. Willis Hurstが1971年に「なぜローレンス・ウィードが正しいのか、10の理由」という論文を執筆し、POSの概念を全米に普及させた。そして日野原重明が「POS－

7. POSと鍼灸

医療と医学教育の革新のための新しいシステム－」（医学書院）を出版して1973年に日本に紹介した。

　カルテ記録の煩雑さのせいか、あるいは医師主導型・病名志向型の従来の診療システムを崩したくないせいか、医師の間ではPOSが深く根差すには至らなかった。一方、看護部門では、患者を中心としてケアを行うという本来の看護の精神と合致したためか、POSはかなり普及し、その概念と応用法は現在も発展しつづけている。

POSの概要

　患者の問題を解決しながらケアを進めてゆく過程には、①情報収集（基礎データ）、②問題の明確化（問題リスト）、③問題を解くための計画立案（初期計画）、④計画の実施（経過記録）がある。この過程を、他者の監査（audit）を経ながら繰り返すことにより、患者の医療上の問題点が、整理・検討されながら問題解決へと向かう。POSはある方式に従って記録する行為そのものであるとも言える。そしてPOS方式で記録すること自体が、既に問題解決に向かっているとも言える。また正しいPOS方式の記録は、患者ケアに有用なだけでなく、記録者（ケア担当者）およびそのグループの教育にもなっている。

　POSの経過記録はSOAP（ソープ）方式で書かれている。S（subjective data）は主観的情報であり、例えば患者の自覚する腰痛などである。O（objective data）は客観的情報であり、例えば検査所見や観察所見などである。A（assessment）は評価や考

察であり、SとOから判断した患者の病態や問題点などである。P（planning）は計画であり、治療方法の選択や患者指導の方針などである。

　AおよびPは、患者の問題をどのように認識して解決法を見つけるかということであるから、記録者（POSの実践者）が医師であるか、看護師であるか、鍼灸師であるかによって当然違ってくるし、違うべきである。問題リストも、リスト作成者の専門領域によって違いが出てくる可能性がある。この違いが各専門領域の患者への眼差しの違いであるとも言えよう。

　設定された当初のケア目標が、計画にそって達成されているかどうかを判定し、ケアの適否を判断して、よりよいケア方針に導くのが監査である。監査は管理者、医師などが行うことが多いと思われるが、同じ専門領域の先輩後輩で行ってみるのもひとつの方法であろう。注意しなければならないのは、欠点ばかりを指摘するのではなく、記録者の良い点を引き出してそれが将来のより良いケアに反映されるよう配慮することである。

　以上に述べた概要は、POSを全く知らない人にとっては理解に苦しむかもしれない。POSの具体例を知りたい方は、書店の看護学関連のコーナーで入門書を求めて読んでいただきたい。

鍼灸臨床におけるPOS普及の現状

　一部の施設においては、鍼灸臨床へPOSの概念を導入し、今も鍼灸におけるPOSの在るべき姿を求めて進化し続けている。このような施設は主に現代医療施設のようである。問題リスト

7．POSと鍼灸

作成とプランの実践を繰り返し、監査によってより良いケアの方針を探っている。鍼灸師は他者からの監査により、別の観点から患者を理解する能力を知らず知らずのうちに身につけている。

　しかしながら、ほとんどの施設においては、根付いたのはSOAP方式の経過記録だけであった。そこにPOSの本質は存在しない。「主観的情報と客観的情報を分けて書く」ということだけが惰性のように生き残っているだけである。問題リストは主訴の繰り返しばかりであり、心理的問題や社会的問題などをまんべんなくリストアップしてあるカルテは皆無である。また監査もなくカンファレンスの記録もなく、したがって患者の捉え方やケア方針の修正がいつなされたのかが不明確である。すなわち漫然と何十回もケア方針の定まらない治療が続いているのである。恥ずかしながら私のカルテもこのような状況に近い。

　POSの概念は画期的であるのに、なぜこのような状況に陥るのであろうか。

どこに問題があるのか

1) 監査者のいない非チーム医療

　鍼灸治療はほとんどの場合がチーム医療の形をとっていないため、複数の医療従事者が一人の患者のケアに介入することが少ない。たとえ病院内で鍼灸治療を行っていても、鍼灸師は鍼灸治療や生活指導の方針については自分一人で決定し、方針の修正も自分一人で行う場合が多いのではないだ

ろうか。このような場合、書かれたカルテには他者へ伝達する意図がこめられていないだろう。このため、誰が読んでもわかりやすいカルテの在り方や、他のスタッフの知恵を借りる監査のシステムが、鍼灸においては発展しなかったと思われる。

2) 鍼灸外来患者の症状の深刻度

　鍼灸治療を受ける患者のほとんどは外来患者であり、命に別状はなく、仕事を休まなければならないような深刻な患者は、ギックリ腰を除いてはほとんどいない。外来治療なので次から次に患者がやってくる。このような患者の全てにPOS方式を導入することは困難である。実際、看護分野でのPOSも病棟の入院患者が対象である。多忙な外来治療で時間を割いてまでPOSを導入するに値するような患者は多くないのかもしれない。

3) 患者の期待とのズレ

　入院している心臓病や糖尿病の患者などとは違って、POSのために情報収集することが「余計なお世話」のように思われることも鍼灸臨床では少なくなさそうである。「東洋医学的に全体を診てもらう」ことを期待

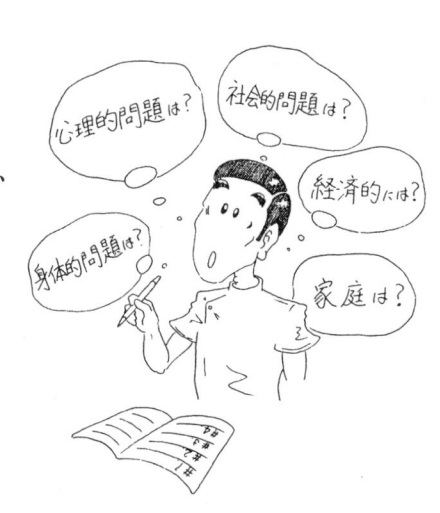

7．POSと鍼灸

している患者は POS を導入しようとしている鍼灸師と理想が一致するかもしれないが、鍼灸院の患者には「とにかく肩こりと腰痛だけ何とかしてほしい」という人も多い。このような場合、患者ケアとか問題リスト作成といったことよりも、目の前にいる患者の第一主訴である「こり」や「痛み」を何とかすることで精一杯である。

4) 鍼灸の専門的立場と存在意義が不明確

POS の記載にあたっては、看護師は看護の立場から、医師は治療の立場から記録すればよい。しかし鍼灸師は、治療者と看護者と事務員を同時に演じているような立場で仕事をしている場合も少なくない。このため、どの立場で患者を眺めて問題点を考えれば良いのかが明らかでない。ある患者に対して何をしてあげられるかということについて、鍼灸（あるいは東洋医学）という職種独自の視点が確立していない、または統一されていないのだ。

それでもPOS

なぜ POS が鍼灸臨床に定着しないのか、それは根本的には、鍼灸の治療体系が患者個人と鍼灸師個人との関わりによって成り立っているため、チーム医療のなかで長所を最大限に発揮する POS とは合わないのかもしれない。しかし、医療の一部として鍼灸を考えてゆく場合には、個人の技量の優劣や修練だけでなく、システムとしての鍼灸の在り方に目を向ける必要性が生

じてくる。複数の医療スタッフが働く医療機関においてだけでなく、個人の鍼灸院においても、チーム医療の考え方を取り入れることによって鍼灸臨床の質が向上する可能性があると思われる。

　病院内での鍼灸臨床においてPOSを取り入れるには、まず看護師の力を借りる必要があるだろう。ここで鍼灸の視点を理解してもらい、問題リストの挙げ方とケア目標の設定の仕方を充分にディスカッションし、鍼灸の立場を理解している医師または看護師に監査してもらうのが理想だろう。またクリニカル・カンファレンスを開いて複数の専門領域（医師、看護師、鍼灸師）からの意見をケア方針にフィードバックさせることが重要である。

　開業鍼灸の場合には病院と同じ方法でPOSを導入することは困難かもしれないが、少なくともPOSの理念だけは応用できる。複数の鍼灸師が定例集会でカンファレンスを開き、POS方式で進行するのが最も効果的であろう。複数のメンバーがカルテを見ながら、その患者にとって鍼灸がどのような存在意義をもち得るのか考え、よりよい方向へと軌道修正してゆく。このためには今のところPOSが最も有用な方法論のひとつであると考えている。

　最初に鍼灸臨床へPOSを導入しようと考えた人は、かなり先見の明があったに違いない。もともと鍼灸（あるいは東洋医学）とPOSとは、全人的ケアという立場をとることができるという点で共通点がある。一方、現実の鍼灸臨床からはPOSなど理想に過ぎないという批判もあるだろう。しかし、POSとは呼んで

7. POSと鍼灸

いないだけで、あるいはそういう記録をしていないだけで、実際には POS の理念にかなり近い考え方をしながら臨床を行っている鍼灸師は潜在しているように思える。問題点を整理分類し、プランを立てて実行し、それを評価して監査を受けて再びプランを立て直す、という建設的な繰り返しの中に、新しい鍼灸医療へと脱皮できる可能性が秘められているような気がする。現代の医療の中で鍼灸の存在意義を考えるとき、患者をどのような観点から見るのかということが重要となる。POS はその答を見つけるための鍵になるかもしれない。

参考文献

1) 日野原重明. POS - 医療と医学教育の革新のための新しいシステム. 医学書院. 1973.

2) 林茂ほか. 初心者の POS. 看護教育 36(12): 1027-1031, 1995.

3) 林茂. エキスパートナース 11: わかりやすい POS. 照林社. 1991.

8. 鍼灸の有害作用

　近年まで、東洋医学は副作用がないので安心ですというのが宣伝文句だった。しかし最近は、小柴胡湯で間質性肺炎を発症し死亡した例が複数報告されている。鍼灸については過誤として折鍼と気胸が有名だが、実はもっと多くの有害作用の例が報告されている。これらの例のほとんどは国内外の医学専門雑誌に掲載されている。それらの雑誌の読者は各科の専門医や研究者であり、鍼灸師が普段目を通すような雑誌ではない。このため、西洋医学界では知られている鍼灸の有害作用が鍼灸界では知られていないことも多い。

　西洋医学の治療薬にはそれぞれ添付文書が入っていて、組成、効能、用法、薬効薬理などに加えて、使用上の注意が記載されている。そこには起こりうる副作用について詳細に述べてある。テレビのコマーシャルでも必ず「使用上の注意をよく読んで」というフレーズが含まれている。漢方薬についても西洋薬と同じように添付文書に副作用情報が記載されている。このような状況の中で、鍼灸のみが「西洋医学は副作用が怖いけど、東洋医学は身体にやさしいから安心だ」といった宣伝文句を使い続けていてよいのだろうか。

8. 鍼灸の有害作用

用語の定義

　鍼灸の「有害作用」というと、語感としてきつい印象をもたれるかもしれない。「副作用」という言葉の方が一般にはよく知られている。しかし副作用（side effect）には良い副作用も含まれている。例えば腰痛の患者に対して鍼をしたら、下痢が起こり、同時に肩こりが改善したとする。この場合、下痢は悪い副作用であり、肩こりの改善は良い副作用といえる。一方、有害作用と言った場合には肩こりの改善は含まれない。薬剤の分野では adverse drug reaction と呼び、日本語では「副作用」または「有害反応」と訳されている。欧米の鍼に関する文献では、adverse effect of acupuncture（鍼の有害作用）または complication of acupuncture（鍼の合併症）と記述されていることも多い。

　私は、有害作用よりもさらに広い範囲を含む「有害事象」（adverse event）という言葉を用いるのが現時点では適当であると考えている。有害事象は、治療を受けた患者に生じたあらゆる好ましくない医療上の出来事であり、必ずしも治療と因果関係が明らかなもののみを示してはいない。例えば鍼を受けた患者が帰宅途中に狭心症発作を起こしたとする。この症状は鍼によって誘発されたのかどうかは不明であるが、これも有害事象と呼ぶ。また鍼治療のあとに起こったとされる感染症の論文は多いが、それらの論文のほとんどは鍼によって感染したという決定的な証拠を提示していない。このような状況で「感染症は鍼の有害作用のひとつである」と言ってしまうと、これは鍼と感染症との因果関係を認めたことになってしまう。そこで取

りあえず「鍼灸治療において観察された有害事象」としておいて、あとで厳密に因果関係を検討してゆけばよい。また有害事象と呼べば、施術者の過誤性の有無についても区別する必要がない。

欧米と日本における鍼灸の有害事象の症例報告（文献 7, 8）

分類	欧米 (1981-94)[7]	日本 (1987-99)[8]	備考
臓器の損傷			
気胸	23件	25件	左記25件以外に死亡例あり
脊髄または延髄	2件	26件	日本の症例のほとんどは埋没鍼
その他	5件	17件	日本の症例の多くは埋没鍼
感染			いずれも因果関係の証明なし
肝炎	100件	11件	
HIV	1件	0件	
耳介軟骨炎	14件	0件	
その他	8件	21件	日本2件は死亡、日本4件は敗血症
その他の有害事象			
接触皮膚炎	3件	2件	いわゆる金属アレルギー
便通抑制	2件	0件	
その他	7件	22件	日本10件は埋没鍼による銀皮症

*劇症型A群レンサ球菌感染症が1件、および膿血胸が1件

しかしながら、論文の中には、どう見ても鍼灸によって発生したとしか考えられない重篤な症状もたくさんある。そこで本章の見出しは注意を喚起する意味も含めて、あえて「鍼灸の有害作用」という言葉を使っている。

施術者の過誤

副作用というよりは施術者の過誤として位置づけられ、しばしば報告されている深刻なものとして、気胸、脊髄損傷、肝炎ウイルス感染、細菌感染などがある。

気胸は鍼治療の直後から数時間以内に確認されている報告が多いので、鍼との因果関係がある場合が多いと思われる。胸郭に刺鍼する際の安全な刺鍼深度に関する知識が不足していたり、知っていても不注意や技術不足などによって起こったものがあると思われる。有名野球選手が鍼により気胸を発症して、一時期マスコミを騒がせた。

脊髄損傷は、鍼が原因であることの決定的な証拠が存在する場合がほとんどである。鍼の断片が脊髄に残っているのだ。日本においては昔から埋没鍼（埋め込み鍼）を行う鍼灸師がいる。金鍼などを刺入して鍼柄の部分を摘み取り、鍼体を患部や経穴に揉み込むのである。腰のレントゲン写真で、何十本ものヒゲのようなものが腰椎のあたりにグニャグニャと生えているように見えることがある。これが身体の中に残された埋没鍼である。他の鍼灸院では治らなかった腰痛がこれですっかり良くなって何年も再発していないという話を、何人かの患者から聞いたこ

とがある。しかしその代償として一部の人達において、埋没した鍼の断片が移動して、脊髄や胸腹腔内の臓器を損傷するのだ。埋没鍼を行っている（あるいは行っていた）鍼灸師は、このような症例が幾つも医学雑誌に報告されていることを知っているのだろうか。

　肝炎ウイルス感染は、いわゆる鍼の使い回しによって起こる可能性がある。鍼灸針は注射針のように中空ではないので、体内に血液が入る量はごくわずかである。しかしながら、B型肝炎ウイルスは、患者の血漿を1億倍に希釈して1ccを実験動物に注射しても感染する可能性があるとする文献もある。このことから、鍼の滅菌処理が不充分であったことによってB型肝炎が感染した可能性は否定できない。使用した鍼を流水で十分洗浄しオートクレーブで滅菌するか、ディスポーザブル鍼を使って一回使用で廃棄するか、必ずどちらかを徹底する必要がある。もちろん私は一回使用で廃棄することを強く推奨している。

　細菌感染については、因果関係はケースバイケースだと私は考えている。例えば鍼治療のあとで敗血症により死亡した例がいくつか報告されている。これらの報告では鍼が感染を媒介したという明確な証拠はないので、中には「ぬれぎぬ」を着せられたものもあるだろう。しかし高齢者、術後の入院患者、重症患者など、細菌に対する抵抗力が落ちていると思われる患者の鍼治療は要注意である。

8. 鍼灸の有害作用

鍼の副作用

　以上に挙げたような有害事象は、解剖学や衛生学の正しい知識をもった鍼灸師が慎重に施術をすれば、本来起こらないはずのものである。故にこれらは過誤と呼べるだろう。一方、充分な知識をもっていてもしばしば遭遇する有害事象がある。少量の出血、皮下出血、金属アレルギー、眠気、倦怠感、めまいなどである。これらは副作用と呼ぶべきだろう。しかしこれらも注意すればある程度は防止することができる。

鍼の副作用（文献 4, 9）

全身性の副作用	発生患者率(%)* （発症患者数／受療患者総数）	局所の反応	発生刺鍼率(%)** （発生刺鍼数／総刺鍼数）
疲労感・倦怠感	8.2	微量の出血	2.6
眠気	2.8	刺鍼時痛	0.7
症状の一時的悪化	2.8	皮下出血	0.3
刺鍼部の搔痒感	1.0	刺鍼部痛（治療後）	0.1
めまい・ふらつき	0.8	皮下血腫	0.1
気分不良・嘔気	0.8	置鍼中の疼痛・不快感	0.03
頭痛	0.5		

*100人の違う患者が受療した場合、何人に発生するかの目安
**鍼を100回刺した場合、何回発生するかの目安

8．鍼灸の有害作用

　少量の出血や皮下出血は、刺鍼の数％の割合で発生する。また出血傾向のある患者には深刺しないことである。血液凝固を阻止するような薬を服用している患者では特に注意が必要だ。出血または皮下出血した場合には、よく絞ったアルコール綿花で30秒以上圧迫する。皮下出血の際には、患者に「内出血しましたので紫色になります。1～2週間で黄色くなって消えていきますので心配はありません。」と伝えておく。しかし美容上問題のある部位の皮下出血が起こった際には「心配ありません」だけでは納得してくれない患者もいるかもしれない。施術前のインフォームド・コンセントが必要な典型的な例である。抜鍼部位が出血しているかどうか確認できない視覚障害をもつ鍼灸師が美容上問題のある部位へ刺鍼する場合は、抜鍼した部位を10秒程度よく絞ったアルコール綿花で圧迫してから次の刺鍼や抜鍼に移ったほうがよいだろう。また次の患者の治療に移る前に必ず流水で手指を洗浄すること。充分な手洗いとディスポーザブル鍼の使用を徹底することによって肝炎やエイズの感染を媒介したなどという「ぬれぎぬ」から回避することができる。

　金属アレルギーは、稀ではあるが、ステンレスに含まれているニッケルやクロム、また銀鍼に含まれている微量の亜鉛などで発症したという報告がある。これはアレルギー性接触皮膚炎であり、刺鍼部位に一致した皮疹がみられ、掻痒感や発赤を伴う。初診の際に金属アレルギーの既往を問うべきだが、患者自身もアレルギーの認識がないまま発生してしまうことが多い。起こってしまった場合は、皮膚科の受診を勧めて原因となった金属を明らかにすべきである。以後は別の金属で作られた鍼を

8. 鍼灸の有害作用

用いる。例えばニッケルアレルギーの患者の場合はステンレス鍼をやめて銀鍼か金鍼を使えばよい。

　眠気および倦怠感は、特に鍼に慣れていない初診の患者が訴えやすい。ほとんどの場合は、次に来診した時に「このあいだ治療の後、だるくて眠くて、昼寝してしまいました」という程度のものであり、起きたらいつもよりすっきりしたという患者も少なくない。しかし時には居眠り運転しそうになったり、翌日もだるくて仕事を休んだという患者もいる。いわゆる虚証の患者に多いことから、患者の体力に合わせて刺激量を考慮する必要がある。初診患者には「治療のあとで身体がだるかったり眠かったりすることがあります。その時はゆっくり休んで下さい。ほとんどの人は一日で元に戻ります。車でお帰りでしたら、運転には充分気を付けて下さい。」と説明しておくべきである。

　めまいや気分不良は一過性の低血圧、いわゆる脳貧血によって起こると思われる。症状そのものだけでなく、この症状によって転倒して外傷を受ける可能性にも注意が必要だ。すぐにベッドで臥位にさせ、血圧と脈拍を測定する。たいていは10分以内に回復する。手足が妙に温かい場合は、風呂場で湯船から上がった時ののぼせと良く似ている状態であるから、手足を

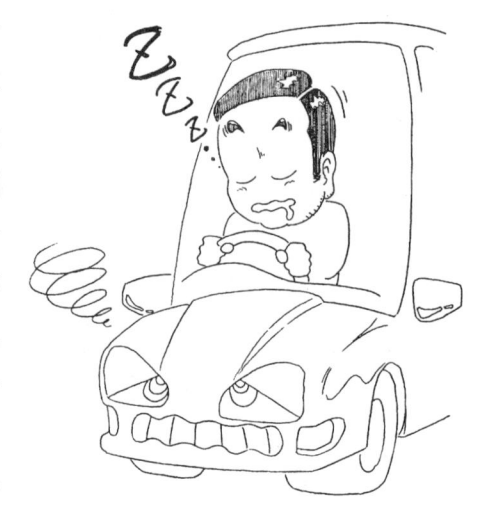

冷やして末梢血管を収縮させる。立位や坐位での発生頻度が高いので、そのような体位で刺鍼する必要がある場合には、「気分が悪かったら我慢しないですぐに教えて下さい」とひとこと言っておくと、早目に対処できるであろう。

灸の副作用

灸で一番問題とされるのは、おそらく灸痕からの細菌感染であろう。重症の糖尿病、ステロイド剤を多量に服用している患者、免疫抑制剤を服用している患者などは、生体の感染防御能が低下している可能性があるので、透熱灸によって火傷を起こすことは避けたほうが良い。また、灸点を下ろして患者に自宅で施灸させるとプロがすえるよりも遥かに大きな火傷を作るので、よく管理しながら行う必要がある。灸痕の周囲が発赤したり黄色の液が貯留している場合には、施灸を休んで消毒によって清潔を保つ必要がある。

灸の副作用に関する国内文献調査では、灸痕から発生した皮膚癌が9例、水疱性類天疱瘡が5例存在する。施灸部位と発症部位が一致していることから、灸との因果関係があると思われる。症例報告の記述からは、かなり大きな灸をすえたと思われることから、小豆大よりも大きな灸を連続してすえ続けるのは安全性に問題がある。一方、皮膚の腫瘍を抑制したという症例や実験結果も報告されていた。このことから灸は、刺激量が重要な因子であるといえよう。今後、実験的および疫学的な研究を重ねる必要があるが、とりあえず直接灸を行う場合は、米粒

8. 鍼灸の有害作用

大以下で週に3回程度の間欠的な刺激が無難であろう。この程度の刺激量で大きな問題が起こったことが明確に示されている報告は今のところ見当たらないからだ。

患者を守り自分も守る

「東洋医学だから安全」というような神話が通用する時代は既に終焉している。21世紀の日本では、今まで以上に医療裁判が増えるだろう。その中には、鍼によって発生した気胸や折鍼はもちろんのこと、灸痕や顔面部の内出血など美容上の問題でも賠償請求の対象とされるかもしれない。このような時代の到来に備えて、鍼灸師は自分が患者に対して行っている施術について、どのような有益な効果があるのかだけでなく、どのような有害な作用があるのかについても、もっと詳しく知る必要がある。有益な効果については鍼灸の学会や雑誌で発表されるので、鍼灸師個人の努力によってかなりの知識が得られるであろう。一方、有害作用については、前述のように西洋医学系の学会や雑誌のほうに多く発表されるので、なかなか鍼灸師の目にとまらない。誰かがそれらをまとめて鍼灸界に紹介する必要があるのになかなかそれが実現しなかったが、近年やっと国内外で報告された有害事象について鍼灸師が日本語で読むことができるようになった（詳細については末尾に挙げた文献4～6を参照されたい）。有害事象について知識をもつことは、患者の安全を守ると同時に鍼灸師自身も感染と訴訟から守ることにつながるのだ。

8．鍼灸の有害作用

　東洋医学の世界では、治療の後に起こる一時的な倦怠感や症状悪化を「瞑眩」と称して、症状好転の兆しであり良いことであると解釈する傾向がある。しかし瞑眩の後に必ず症状が好転するわけではない。たとえそうだとしても、直後の眠気が交通事故につながる可能性だってあるのだ。したがって、瞑眩現象も副作用のひとつとして患者にしっかりと伝えておく義務があると思う。効いた治ったという都合の良いデータばかりでなく、有害事象のようなデータも公開できるのが、より洗練された信頼できる治療体系であると私は信じている。

　最後にもうひとつ、有害事象について我々鍼灸師が考えなければならないことがある。どうして因果関係が明確でない有害事象まで鍼灸のせいにされるのだろうか。例えば鍼灸治療の後で起こった感染症が、もしかしたら同時期に受けた注射や点滴など病院での処置で起こったかもしれないのに、なぜ鍼灸治療によって感染したと学会報告されているのか。それは、鍼灸界一般の感染防止対策が甘いと思われているからであろう。鍼灸での刺鍼操作は清潔で信頼ができるという印象が医療従事者の間で広がっていれば、余計な疑いをかけられることはないはずだ。このことを考えると、鍼灸師は医療界一般の信頼を得るために、知識や技術だけでなく治療環境のレベルアップも行っていく必要があることを痛感する。また、「李下に冠を正さず、瓜田に履を納れず」と言われるように、既に感染症が成立していると思われる患者には施術しないで医師の受診を勧めるといった、疑いをもたれないための知恵をつける必要もあるだろう。

8. 鍼灸の有害作用

参考文献

1) 厚生省薬務局 GCP 研究会監修. 医師のための治験ハンドブック. 株式会社ミクス. 1997.

2) 津谷喜一郎. 鍼副作用情報の伝達について -鍼の適用使用のための情報伝達システムの確立を-. 医道の日本 612: 86-89, 1995.

3) 鈴木宏. 鍼灸針での肝炎の感染は？. CLINICIAN 353: 24-25, 1986.

4) 山下仁ほか. 鍼灸の副作用. 医学のあゆみ 196: 765-767, 2001.

5) Rampes H ほか. 鍼の有害作用. In: Ernst E ほか編/山下仁ほか訳. 鍼治療の科学的根拠 -欧米の EBM 研究者による臨床評価-. 医道の日本社. 187-220, 2001.

6) 全日本鍼灸学会研究部安全性委員会. 鍼灸の安全性に関する和文献. 全日本鍼灸学会雑誌 50(4): 680-718, 2000; 51(1): 98-128, 2001; 51(2): 195-206, 2001.

7) Norheim AJ. Adverse effects of acupuncture: a study of the literature for the years 1981-1994. J Altern Complementary Med 2: 291-297, 1996.

8) Yamashita H ほか. Systematic review of adverse events following acupuncture: the Japanese literature. Complement Ther Med 9: 98-104, 2001.

9) Yamashita H ほか. Incidence of adverse reactions associated with acupuncture. J Altern Complement Med 6: 345-350, 2000.

9. リスクマネジメント

　「失敗は起きてはならない」、企業や病院は今までそういう気持で取り組んできた。しかし近年は、「人は失敗するもの、組織としてそれをどうやって減らしてゆけばよいか、起こってしまっても惨事にならないためにはどうすればよいか、次から起こらないようにするには何を変えればよいか」と考えるようになってきた。患者の取り違え手術、牛乳への細菌混入、臨界事故による放射能漏れ、このようなことが相次ぐと「起きてはならない」という信念だけではどうにもならないことは明白だ。

　鍼灸界においても気胸や火傷など、過誤に関する様々な報告がなされている。また施術者には直接の責任がないかもしれないが、患者の転倒や転落などの事故が時に起こるのも事実である。今の時代、過誤に対して「その鍼灸師が悪かった」、あるいは事故に対して「患者が不運だった」だけでは済まされない。リスクマネジメントの考え方から鍼灸師が学ぶべきことがたくさんある。

リスクマネジメントとは

　一般的には、資産や活動に損失を与えるリスクから最も効率よく組織を守るためのプロセスであるとされている。しかし医療界では病院などの「組織を守るため」だけではなく、「患者

9. リスクマネジメント

を守るため」というのが第一義となるべきである。それを強調する場合は「患者安全管理」と呼ばれるが、現実には医療施設側がつぶれることも避けなければならないので、両者を守る努力が必要となる。したがって、医療におけるリスクマネジメントは、患者および組織に損失を与えるリスクを最小限にするために医療の質を向上させる一連の管理運営活動といえよう。

それではリスクとして具体的にはどのようなものがあるのか。医療現場では主として次のようなものが考えられるだろう。分類に無理のある部分がないとはいえないが、あえてどれかのカテゴリーに振り分けてみた。

1) 単純ミス：患者・検体の取り違え、記入・転記ミス、伝言ミスなど
2) 未熟な技術：誤診、手術ミス、検査・測定ミスなど
3) 無知：院内感染、機器操作ミスなど
4) 環境不備：つまずき・滑りによる転倒、院内感染、医療廃棄物による汚染など
5) 職員のモラル：患者情報の漏洩、暴力、陰口による精神的ダメージなど
6) 部外者による危害：テロ行為、暴力、罵倒など
7) 天災：地震、台風、豪雪、落雷など
8) 原因を問わず結果としての災害：火災、停電、建物の倒壊など
9) 原因不明あるいは予測不能：未知の感染症、子供の悪ふざけなど

以上は患者に対するリスクであるが、これらは当然組織にとっ

ての損失につながり、組織の存続が危ぶまれる次のようなリスクに発展する。

10) 医療訴訟：過誤、管理不十分、インフォームドコンセントの不備などに対して
11) 財政難：補填や改善への出費、敗訴、悪評、受診患者減少などによる

実際にはこのように簡単に分類できるものではなく、幾つかの要因が関連しあってリスクが発生すると考えられる。例えば、院内感染は衛生観念がないという無知によっても起きるし、院内の衛生環境が悪くても起きるし、またすべて完璧にやったつもりでも未知の微生物が蔓延することだってあるかもしれない。

リスクへの対処

　企業の場合には経営のリスクという面が重要であろうが、医療の場では何と言っても患者に関するリスクという面が重要となる。そこで医療過誤あるいは事故という面を中心にリスクマネジメントの話を進めるのが現実的だろう。リスクへの対処としては、リスク発生前、リスク発生時、およびリスク発生後の3つの時期における対処に分けることができる。それぞれの時期における対処について、具体例として鍼治療による気胸を想定して考えてみよう。

　1) 発生前
　　発生前に重要なのは何といっても防止策である。気胸が起

9. リスクマネジメント

こらないようにするためには、鍼灸師自身が解剖の知識を習得して刺鍼深度の限界を知っておく必要がある。また、何ミリ刺しているという鍼灸師の指先の感覚が実際の刺鍼深度と一致していなければならない。これらの知識と技術について複数の鍼灸師が同様に修得するためには、注意すべき経穴と刺鍼深度についてのマニュアルを作成し、緊急時に相談する医師とのコネクションを確立しておく。さらに、起こってしまったときの鍼灸師あるいは組織の損失を防ぐために損害賠償保険に加入しておく。

2) 発生時

胸郭周辺や背部に刺鍼した後で胸痛や息苦しさを訴えた場合は、気胸を疑って早急に医師の診察を受けてもらう。症状が緊急性を帯びている場合は救急車を呼ぶかどうかを判断する。マニュアルや聞いた話にしたがって対処を試みることになるが、実際には経験、知識、冷静な判断力といった要素が結果の良し悪しに影響するだろう。とにかくリスクを最小限に留める努力が行われることになる。その後の分析や証拠のために、発生時の状況や行動内容は必ず記録を残しておく。その場で陳謝するかどうかは、責任の有無に関わる問題でもあり一概には言えない。鍼灸あんまマッサージ師の賠償責任保険を長年取り扱ってきた山王商事の藤原義文氏は、「応分の責任は果たします」と答えるとよいと言っている。もし施術者の行為に問題がないことがわかれば、「応分の責任」とは「賠償しない」ということになるからだ。

3) 発生後

　発生してしまったリスクは、当事者の証言や記録にもとづき状況を正しく把握して、詳細に分析し、今後の発生を防止するためにマニュアルや教育内容を改善することが重要である。解剖学的知識も刺鍼技術も充分だったのに、タオルをかけたことによって鍼が深く刺さって気胸が発生してしまったのなら、タオルをかける代わりに赤外線を照射するなどの安全な代案をマニュアルに追加し、他の鍼灸師にも周知する。このようにリスクの把握、分析、そしてフィードバックという一連の作業の繰り返しによって、より確かなリスク防止策が生まれてくることになる。（発生後には賠償責任保険の処理という重要で骨の折れる仕事があるが、ここでは少し本題とずれるので省略する）

鍼灸臨床で想定すべきリスク

　患者が鍼灸治療施設を訪れてから帰宅するまでの過程を順に追って、どのようなリスクが起こり得るのか考えてみよう。

1) 施設の玄関に入るまで
　鍼灸治療施設の駐車場で事故が起こらないか。入り口の階段で滑って転倒しないか。入り口のドアで指をはさまないか。

2) 受付から治療開始まで
　待合室で待っている間に気分が悪くならないか。トイレで

9. リスクマネジメント

倒れないか。

3) 治療開始から治療終了まで

理学検査で危害を加えないか。鍼の滅菌、手指と患部の消毒は充分か。刺鍼が深すぎないか。刺鍼中の気分不良は起こらないか。置鍼中に患者が動かないか。患者がベッドから転落しないか。抜鍼時の出血・内出血は止まったか。温灸や赤外線照射で火傷を起こさないか。治療後の着替え中に卒倒しないか。

4) 鍼灸治療施設を出てから帰宅まで

治療後の眠気で居眠り運転を起こさないか。異常な倦怠感や気分不良を自覚しないか。灸痕を掻きむしって皮膚に大きな損傷を作らないか。

このようなことを考えだすときりがない。しかし考え付くということは起こり得るということでもある。先に挙げたように、人による危害だけでなく環境不備や天災によって起こり得るリスクも想定すべきである。そしてそれらが起こらないように、あるいは起こっても被害が最小限にとどめられるような具体策をとっておくことが重要だ。

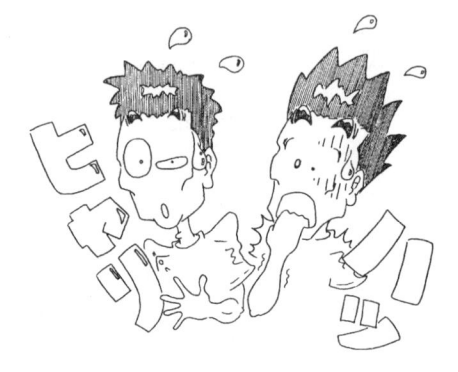

インシデント報告による分析とフィードバック

　リスク防止策のひとつとして有効なのはインシデント報告のシステムである。実際には過誤や事故が起こらなかったが、もう少しで起こってしまいそうだったものを「インシデント（incident）」と呼んでいる。ヒヤリとしたりハッとしたりした出来事なので「ヒヤリ・ハット」、あるいは「ニアミス」とも呼ばれる。最近は看護の現場をはじめ医療機関でもインシデント報告システムを取り入れているところが多い。

　私たちは、筑波技術短期大学附属診療所の鍼灸治療部門において2000年からインシデント報告システムを導入した。それ以前にも1992年から有害事象の報告義務は定めてあったが、重大な事象に至らないと報告されない傾向があった。そこで、鍼の抜き忘れ（あるいは抜き忘れそうになったこと）や火傷など、過誤や事故に発展しそうな出来事については規模の大小を問わず所定の報告用紙に記入して提出することにした。そして当日の夕方のミーティングと月一回の連絡集会で、提出されたインシデント報告をスタッフに知らせることにした。鍼の抜き忘れについては、提出された報告書を分析して連絡集会でフィードバックを行った。すなわち、タオルや衣服や頭髪で隠れる部位で抜き忘れやすい、といった具体的な分析結果を伝達したのだ。このシステムは一定の効果が認められ、分析とフィードバックをするとしばらくは発生件数が減少する。しかしまた増えてくるので、定期的にフィードバックさせて注意を喚起する必要がありそうだ。本来は分析から根本的原因を割り出してそれを除

9. リスクマネジメント

外する必要があるが、現実にはそううまくはいかない。
　インシデント報告システムはリスク防止に有用であるが、忙しい臨床活動の一日の中で鍼灸師の負担になるのも事実である。負担を重くしすぎると、かえって本来集中すべき鍼灸治療の邪魔になって新たな過誤を起こしてしまう可能性もある。したがってインシデント報告の義務と書式は必要最低限とすべきである。また、報告した人を責めないというインシデント報告システムの原則を守ることが重要である。そうでなければ批判を浴びるために積極的に自分の失敗を公表するようなことは、誰もしなくなるからだ。

リスク防止は集団で考える

　病院のような組織の中で鍼灸師が働いている場合は、組織として様々なリスクマネジメントに関する活動や情報収集ができる。しかし鍼灸師は一人で開業している場合も多い。このような状況では得られる情報も限られてくるし、いざという時に心細いことだろう。私は、開業鍼灸におけるリスクマネジメントの理想型は、地域の鍼灸師の集団で実践することだと考えている。地域の鍼灸師会は損害賠償保険の加入などを取りまとめており、これもリスクマネジメントのひとつではある。しかしこれは、患者に危害を与えてしまってからの「鍼灸師のための」リスクマネジメントである。もちろんこれも重要だが、加えて「患者にとっての」リスクマネジメント活動を行ってはどうか。具体的には、インシデントの紹介や、関連情報の紹介、あるい

は発生したリスクの分析などである。もちろんインターネットで結ばれた組織でもよいだろうが、この場合は患者のプライバシーが漏洩しないよう厳重な注意が必要だ。クリニカル・カンファレンスの項でも述べたが、今後このような地域単位の鍼灸師の集会やインターネットなどで、多くの仲間の知恵と情報を交換することが重要になってくるだろう。

　リスクマネジメントのシステムを効果的に動かすには、強力なリーダーシップをもつリスクマネジャーの存在が必要であるといわれている。リスクマネジャーは、組織の構成メンバーへの指導、組織内での調整、そして情報整理や計画立案などを推進する。このような重要な役割をもつ立場にある人物であるから、人格、経験、知識の面から適格性が問われる。地域の鍼灸師集団でリスクマネジメントを実践するにあたっては、リスクマネジャーの役割を担ってくれる人を明確にし、集団のリーダーがその存在の重要性を認め、リスクマネジャーの方針に組織の構成メンバーがしたがうように方向付ける必要があるだろう。

フェイルセーフの発想

　医療界でリスクマネジメントというと、過誤防止の対策のことばかり論じられる傾向があるが、本来のリスクマネジメントは組織の管理、経営、教育、情報分析など、もっとシステム全体を見わたして組織の質の向上を目指すために使われるべき概念および活動である。しかし既に述べたように、鍼灸を含めた医療の世界では患者の安全が第一義であるから、過誤防止とい

9. リスクマネジメント

う点に焦点が当たるのは当然のことであろう。

「失敗は起こってはならない」から「人は失敗をするもの」という発想への転換は、安全性を考える上で大きな進歩である。人が失敗をするものであるならば、次は、失敗したときにも患者に危害が加わらないような工夫を考える必要がある。「フェイルセーフ（fail-safe）」あるいは「フールプルーフ（foolproof）」という発想がそれだ。例えば、繋いではならないチューブ同士は、もし間違えたとしてもコネクタが繋がらないような形態になっていればよい。低周波鍼通電装置において、ボリュームが上がったままになっているとスタートボタンを押しても電気が通じないのはフェイルセーフのシステムである。鍼灸の世界においては、まだまだフェイルセーフの発想にもとづく仕組みを取り入れる余地があると思われる。

参考文献

1) 李啓充. 医療過誤防止事始メ. In:アメリカ医療の光と影. 医学書院. 2000.

2) 中甫. TQMとリスク・マネジメント. 臨床検査 45(13): 1621-1628, 2001.

3) 内田宏美. リスク・マネジメント部門に要求される条件. 臨床検査 45(13): 1629-1642, 2001.

4) 藤原義文. 鍼灸マッサージに於ける医療過誤 現場からの報告.山王商事. 2004.

5) Yamashita H ほか. Safety of acupuncture: Incident reporting and feedback may reduce risks. BMJ 324: 170-171, 2002.

6) 高柳和江. 医療事故対策 万全な予防から. 朝日新聞 12月9日: 15, 2000.

脱線コラム 2

－鍼灸師を目指していた頃－

　私が京都の山奥の某鍼灸大学学生寮で生活していたのは、ずいぶん昔の話になってしまいました。真夜中、怖い先輩に酒を強要されたりラーメンを作らされたりするのはいやでしたが、今思えば社会勉強になったし、また様々な考えや体験を持つ人と知り合うきっかけにもなりました。
　幽体離脱をして不思議な世界を見たという人、オーラが見えるという人、樹木から気を受け取ることができるという人、金縛りで自分を押さえる手が見えたという人、ユリ・ゲラーのテレビ生中継を見ながら自室の鍵を曲げたという人．．．みんな鍼灸師を目指していました。その頃の私を含めた何％かの学生達にとって、鍼灸師と超能力者とは同義語のようなものでした。そして、現代医学で治せないものを治してしまうには、特殊な能力を身につける必要があると信じていました。
　学校で解剖学、生理学、経穴学を習い、寮に帰ると先輩と友人が「特殊な能力」の先生でした。手と手をこすり合わせ、両手が磁石のN極とN極のように反発し合う感覚が「気を感じる基本」だという教えに従い、ゴシゴ

コラム 2

シやりました。ヒゲを伸ばすと体調が良くなるというアドバイスに従い、伸ばしました。手を振ると邪気が抜けると言うので、身体に悪そうなものを触った後はブルブル振っていました。

　そして今、エビデンスを語り、鍼灸師教育を論じ、医療倫理を問いかけているこの人、そして多分あの人も、いったい何者になったのですか？　あれからいったい何があったのでしょう。あのピュアなハートは洗練されたのでしょうか、それとも汚されたのでしょうか。そんなことを確かめるため、ときどきあの頃の人たちと会って酒を酌み交わすのです。でも、あの頃の心が本当なのか今の心が本当なのか、いつも結論が出ないまま再会を約束して別れるのでした。

10. EBMの影響

　近年、EBM という言葉が「はやり」である。EBM とは evidence-based medicine の略であり、日本語ではよく「科学的根拠にもとづく医療」と訳される。医療において個人の経験や慣習は重要であるが、これらはしばしば思い込みであったり権威者の意見に左右されたりすることがある。経験や慣習のみに頼って行われている医療サービスには、無駄な薬剤を多量に投与したり、不必要な苦痛や副作用を与えたり、効かない治療に多額の支出をしたりしていることも少なくない。このような事態を少しでも減らし、患者のために最も効果的で質の高い医療を提供するために、科学的観点から納得できる根拠を医療の実践に求めようというのが EBM である。この考え方は鍼灸の臨床研究にも次第に影響を及ぼすようになった。

エビデンスとは

　エビデンスと呼べる情報の範疇はかなり幅が広い。先輩の経験にもとづくアドバイスもエビデンスのひとつであり、臨床を始めたばかりの若輩鍼灸師の意見よりは信頼性がある。しかし、先輩の経験はエビデンスのランキングとしては低い。ある疾患や治療法に詳しい権威者の経験にもとづく見解になると、職場の先輩の経験にもとづくアドバイスよりも信頼性は高いかもし

10. EBMの影響

れないが、EBMの観点からはランキングは高くない。このように、エビデンスというのは「有るか無いか」ではなく、「相対的にどれくらい強いか」が重要となる。エビデンスの強さを決定するのは、その情報が科学的であるかどうかという点にかかっている。一般にエビデンスは次に挙げる順に強くなる（6が最も強い）といわれている。

1. 一症例報告または臨床的な印象
2. 複数の臨床家の経験による一致した見解
3. 対照群を設定していない症例集積
4. 対照群を設定しているが、ランダム割付けを行っていない研究
5. ランダム割付を行った比較試験（ランダム化比較試験）
6. 複数のランダム化比較試験のデータを統合して得られた結論

対照群とは、効果を確認しようとしている鍼治療群に対して、無治療あるいは別の治療を行った群であり、これと比較して鍼治療群が統計学的に有意な差があることが効果の証明として重要であるとされている（「4. 治療効果の正しい評価」も参照のこと）。ランダム割付けとは、患者を鍼治療群と対照群に割り付けるときに、患者の希望や治療者の判断ではなく、くじ引きやコンピュータなどを使って無作為に割り付けることである。これによって各群の様々な因子が均等化し、結果が公正に得られることが期待できる。このように、対照群の設定とランダム割付けがなされているかどうかが、臨床研究のエビデンスの強さを決定するのである。

実はこれ以外にも二重盲検（ダブルブラインド）という重要な条件がある。これはプラセボ（本物とそっくりだが効果のない偽の薬や治療法）を用いて、患者も治療者も本当の治療が行われているのかどうかを知らせないという方法である。しかしこれは薬物療法の臨床試験では可能であるが、鍼では難しいという議論があり、現在結論が出ていない（「12. プラセボ効果」も参照のこと）。

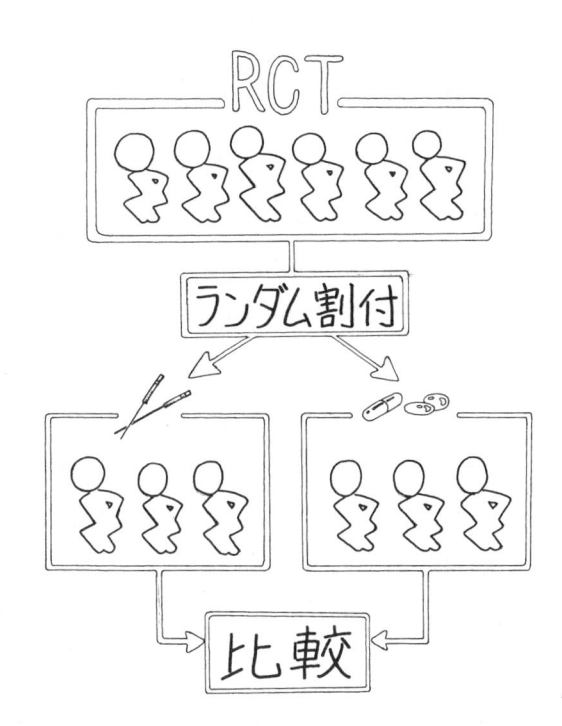

国内外における鍼灸の臨床研究のレベル

上述したエビデンスの強さのランキングにしたがって、鍼灸の臨床研究のレベルを位置付けてみよう。日本国内の東洋医学会や鍼灸学会においては、一症例の報告が圧倒的に多い。一症例報告は、珍しい疾患や新しい治療法を試した結果を紹介するには有用な発表である。しかしながら、同じ結果が別の患者で

10. EBMの影響

も得られるかどうかは誰にもわからない。これが一症例報告のエビデンスが弱いと言われる所以である。ある疾患に対して鍼治療を試した症例を、一症例報告として初めて発表した臨床家や研究者は賞賛に値するだろう。またそれと同じ方法を行って確かに効いたことを追試結果として発表した人達も評価できる。しかし何度もそのような発表繰り返しているだけでは進歩がない。EBMの観点から次に行うべきことは、同じ方法を行っても効かなかった症例がどのくらいあるのか、何もしなくても改善した（自然治癒）症例はどれくらいあるのか、現時点で最も一般的に行われている治療法と比べてどれくらい有効性が高いのか、という疑問を明らかにする方向にステップアップすることである。残念ながら今の日本における鍼灸の臨床研究のほとんどは、一症例報告か、せいぜい症例集積までしか行われていないのが現状であり、したがってエビデンスの強さのランキングは低い。

　このような現状を打開するため、近年、我が国の鍼灸の学会においても強いエビデンスが提示できる臨床研究を行おうという動きが見られる。鍼や灸の有効性を検証するランダム化比較試験（RCT）の実施である。しかし、薬剤業界で行われるような大規模なRCTを鍼灸界で実施するのは非常に難しい。相当数の人材と多額の資金が必要となるし、実施施設の環境、実施者の力量、倫理委員会の承認など、様々な制限があるからだ。それでも最近はコツコツと小規模のRCTを実施して発表してくる研究者集団が増えつつある。鍼灸界にとっては頼もしい動向である。

一方、海外では一流の医学学術雑誌に鍼のRCT論文が掲載されるようになっている。すでに腰痛その他の幾つかの症状については、複数のRCTデータの統合も行われている。日本の鍼灸師には、東洋が鍼灸の本場だという気持ちがあるだろうし、実際に我が国で鍼灸が実践されている数は欧米より多い。しかし残念なことにEBMという観点から見ると、欧米の方がずっとレベルの高い鍼灸の臨床研究を行っているのだ。このことは、特に鍼灸の臨床研究を仕事としている国内の人々にとっては厳しい現実である。今後しばらくは、鍼灸の臨床研究は「エビデンスの強さ」という視点から論じられるだろう。この時流に乗り遅れないで、科学的な吟味に耐え得る研究を遂行できるかどうかが、今後の日本の鍼灸臨床研究者の課題である。

日常臨床におけるEBMの実践

　EBMは理論や研究にとどまるものではない。実践あってこそのEBMである。それではどのような形で日常の臨床に生かすことができるのであろうか。基本的にはEBMは診断、治療、予後推定などすべての過程で実践することができる。鍼灸臨床においては、理論上は、次のようなステップによってEBMに則った臨床ができるだろう。
　まず、患者の正しい情報を集めることである。この過程が間違っていればEBMであろうがなかろうが、患者のためになる医療は実践できない。問診や理学検査を正しく行い、また他の医療機関で行われた検査結果や診断・治療なども尋ねて、より

10．EBM の影響

客観的で正確な情報を収集する。次にその情報に該当する文献を探す。これには Medline（メドライン）や医学中央雑誌を使って文献検索をすればよい。世界的な医学文献データベースである Medline は、今や"PubMed"（パブメド）として誰でもインターネットを介して無料で使用することができる（http://www.ncbi.nlm.nih.gov）。ここから得られた関連文献をもとに、患者の情報を照らし合わせて、どのような治療法や指導内容にエビデンスが強いか検討する。そして目の前の患者に最適と思われる治療法を選択して実施し、さらにその結果を客観的に評価するのだ。

しかしながら、実際の鍼灸臨床においてこれだけ煩雑な EBM 実践の手順を踏んだとして、どの程度の情報が得られるのだろうか。現時点ではエビデンスの強い鍼灸の文献を見つけることはほとんどできない。もしあったとしても、「どのような鍼灸治療法が効果的か」というような実戦に即した文献ではなく、「ある疾患や病態に対して鍼灸治療は有益か」といった、鍼灸治療を選択すべきかどうかの大雑把なヒントを与えてくれる程度の文献だろう。すなわち鍼灸師のためではなく、医師が、患者に鍼灸治療を受けてよいかどうか相談されて迷ったときの判断材料として役に立つような文献である。このことは、鍼灸師との対話よりも PubMed で検索した文献にもとづいて医師が鍼灸の適否を判断し、それを患者に伝えてしまう可能性を示している。PubMed に収載されている鍼灸の論文は少なく、研究内容や治療方法に問題がある場合も多い。しかしこのようなことは鍼灸の専門家でない限り見破ることは難しいから、医師は

「PubMed に載っているのだから」と論文の要旨だけを鵜呑みにして鍼灸の価値を決めつけてしまう恐れがあるのだ。

　このように、臨床において鍼灸師が質の高い EBM を実践する日が来るのはまだまだ先の話になるかもしれない。現時点ではむしろ医師に不十分な情報を与えて誤った「EBM の実践」をさせてしまう可能性のほうが高い。鍼灸の有効性や安全性について間違った判断をされないためには、世界的な医学文献データベースに載せられる鍼灸関連論文の数と質を充実させることが急務なのである。

EBM 精神は過去にも未来にも

　なぜここまで EBM の概念が浸透してきたのだろうか。それは最初に述べたように、治療者の経験や慣習は、時に思い込みであったり、権威者の意見に左右されたりして、患者のための最善の方策に辿りつくために遠回りしていることがしばしばあるからであろう。しかし EBM は治療者の長年の臨床経験や勘をないがしろにしているものではない。経験や勘は、医療の中の人間性、芸術性、倫理性といった分析が困難な因子を統合し昇華したものであり、時に雑多ではあるが、時に医療の本質でもある。故にこれらは EBM を実践するからといって軽視されるべきものではない。EBM はこの経験や勘に科学性を加えることにより、普遍性と再現性を上乗せしようというものである。

　しかしながら、科学的な思考をもって医療を実践しようという態度は、実は EBM という言葉が生まれる前からずっと存在

10．EBM の影響

していた。例えば、もともと物体が落下することは当然のことであったが、その現象を「引力」として意識するようになったようなものだ。つまり、患者が治る確率をより高くするために今まで繰り返してきた客観的評価や科学的思考を「EBM」という言葉でくくって意識し、より積極的にそのような思考や行動をするようになったということだろう。私は、EBM は医療の質を上げるための一手段であり、それが医療のすべてをカバーするような大概念ではないと思っている。文化や個性や倫理など、医療には多くの考慮されなければならない要素がある。EBM はそれらの要素の中のひとつである「科学性」を充実させようというものであり、文明の発達過程における自然の流れなのかもしれない。

　いずれにせよ EBM の普及を鍼灸界だけが無視することはできない。鍼灸の EBM を実践するには多くの情報がなければならないし、情報にアクセスできる環境を整備することが必要になってくる。開業鍼灸師や視覚障害者にもアクセスしやすくなければならないことを考えると、やはりインターネットに期待するところが大きい。そこで得られる情報は、科学的観点から行われた信頼性・普遍性のある「エビデンスの強い」豊富な鍼灸情報であるべきで、鍼灸師以外の医療関係者や医療政策担当者にも理解しやすく正しい情報でなければならない。一方、情報を受け取る側も、研究や論文の妥当性を判断するための統計や研究デザインに関する最低限の知識を備えるべきだろう。このように、EBM の普及に際して鍼灸界が構えておかなければならないことは、良くも悪くも山のように存在する。

参考文献

1) Badenoch D ほか著/斉尾武郎監訳. EBM の道具箱. 中山書店. 2002.

2) 山下仁ほか. エビデンスにもとづく補完代替医療 -補完代替医学研究の最近の動向-. 日本東洋医学雑誌 51(3): 469-478, 2000.

3) 山下仁ほか. 鍼灸の臨床試験. 医学のあゆみ 203(7)(11 月 16 日号): 503-507, 2002.

4) 山下仁ほか. 相補代替医療: バブル突入の予感(下) -鍼治療をめぐる新しい展開-. メディカル朝日 31(3)(3 月号): 60-62, 2002.

5) Ernst E ほか編/山下仁ほか訳. 鍼治療の科学的根拠 -欧米の EBM 研究者による臨床評価-. 医道の日本社. 2001.

１０．EBMの影響

11. EBM に対する誤解

　近年「はやり」のエビデンス・ベースト・メディスン（EBM）の概要については既に紹介したとおりだ。日本の鍼灸界におけるEBM の考え方は、1990 年代に少なくとも若い研究者の間では急速に普及した。鍼灸関連雑誌でも EBM に関する記事がしばしば掲載されるようになってきている。しかし最近感じるのは、一般の臨床家の間では EBM が誤解されているのではないかということである。私たちの研究グループは EBM の概念に則った鍼灸の論文を発表しているため、EBM を信奉しているように思われているフシがある。しかし実際には、私たちは鍼灸における EBM を手放しで賞賛しているわけではない。EBM の考え方によって鍼灸が向上する点と、鍼灸臨床にうまく反映されない点を客観的に検討しているつもりだ。鍼灸界における EBM に対する誤解をとき、克服しなければならない点がいくつかある。

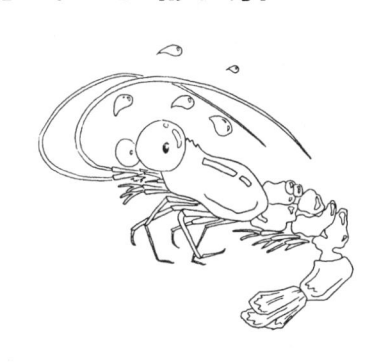

EBM の実践は難しいか？

　EBM の本はどれを読んでも難しいことばかり書いてあって、とても最後まで読む気になれない。したがって EBM は難しい

11．EBM に対する誤解

ことだと思いがちである。しかし実際にはもっと簡単に考えた方が良い。EBM に則って臨床を行うということは、現時点で存在している最良の科学的根拠にもとづいて治療を選択するということである。したがって個人のおぼろげな記憶力や感覚に頼らず、繰り返し治療を試したり比較したりして再現性を確かめたり、文献を読んだり、人の話を聞いたりして、より客観的な治療の選択をすれば、既にそれは EBM に則った臨床を行っていることになる。ただ、以前も述べたように、

1. 一症例報告または臨床的な印象
2. 複数の臨床家の経験による一致した見解
3. 対照群を設定していない症例集積
4. 対照群を設定しているが、ランダム割付けを行っていない研究
5. ランダム割付を行った比較試験（ランダム化比較試験）
6. 複数のランダム化比較試験のデータを統合して得られた結論

という順でエビデンスは強くなる。すなわち、一症例報告を参考にするよりも、ランダム化比較試験やそれをまとめた総説から得た知識を用いて臨床を行う方が、より「無難」であり「多くの患者に当てはまる」可能性があるということである。例えば頭痛に対して、合谷に切皮するよりも深く刺して響かせた方が効果が大きいというランダム化比較試験（RCT）の結果があったとすれば、それを採用して臨床で用いることが EBM の実践である。同様に、切皮置鍼よりも電気鍼のほうが有効であるという RCT 論文があれば、それを採用するのが EBM 的臨床態

11. EBMに対する誤解

度であろう。

　しかし実際に文献を探してみると、置鍼のほうが良かったというRCT論文と電気鍼のほうが良かったというRCT論文があったりして、矛盾している場合が少なくない。この場合には、より厳密に行われた質の良い研究の結果を採用するのがEBMということになる。ここでどちらの文献が「質の良い」研究なのかを吟味する能力が臨床家に問われる。正直言うと、この過程をきっちりこなすのは難しい。この吟味の仕方を解説しているからEBMの教科書は難解なのだ。患者の治療で忙しい毎日を送っている臨床家にとって、この難解な教科書を読むのは大変な負担である。「質の良い文献や情報の吟味」を、専門家が臨床家に代わって実施し、一冊の本にまとめてくれるのが理想的である。

　このような理想的な本は、現代医学の分野では徐々に出版されつつある。例えば、高血圧に対してどの種類の降圧剤（西洋薬）を選択すべきかについては、高血圧の特徴を踏まえて、多くの臨床試験とその吟味によって得られた最適の方法を示したガイドラインがある。そのようなEBM関連情報をまとめた「クリニカル・エビデンス」という本が英国医師会から出版されており、その日本語版も販売されている。しかし鍼灸の分野では、選ぶべき経穴の数が無数にあり、考慮すべき患者の体質（あるいは証）があり、刺鍼や施灸の方法が多種多様であるため、どの方法が良いという単純な結論を出すのは容易なことではない。関連因子が多すぎて複雑すぎるのだ。こういうわけで、鍼のEBMについて基本的な知識を得るための本が出版されてはい

11．EBMに対する誤解

るものの、鍼灸臨床で即使えるEBM実践の本とはいえないのが現状だ。鍼の特徴を生かした良質の研究がこれからどんどん実施される必要がある。

　では鍼灸臨床でEBMの実践はできないかといえば、最初の話に戻るが、自分の目の届く範囲にある文献のなかでエビデンスが強いとされる研究手法を採用すれば、次善の策ながらこれもEBMの実践といえる。一例報告よりも複数の症例の集積、症例の集積よりも比較を行った研究論文の結果を先に患者に試してみればよい。このように、完璧なEBMの知識の習得と実践は難しいが、自分が理解している範囲でエビデンスを探し、その中で最良と思われるものを試してみることは難しくはないだろう。EBMを実践するということは、単純に言うならば、より客観的に判断する態度を維持するということなのだ。このことは小学生の理科で習った実験の基本と何ら変わりはない。日なたで育てたアサガオと日陰で育てたアサガオ、水や肥料の量など他の条件が同じであれば、どちらが元気に育つのか、育ち方に違いが生じた理由は何か、といった「科学的な考え方」である。

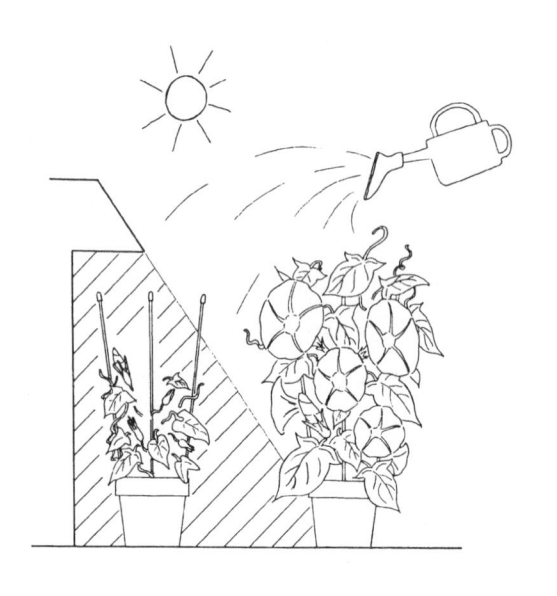

EBM的な研究は難しいか？

　これも基本的には EBM の臨床実践の場合と同じである。完璧なエビデンスを研究で作るのは難しい。しかし、より客観的なデータの提示と考察はそんなに難しいことではない。一症例報告において、このような治療を試したら患者が「楽になりました」と言った、という報告をすれば、それはエビデンスがかなり低い。しかし、同じ症例について、患者の言葉だけでなく理学検査や血液検査がどれくらい改善したかを示し、鍼をしたときとしなかったときの症状の差を示し、季節による変動や病態の自然経過を考慮して客観的な考察をし、一症例で結論できることの限界についても触れて報告すれば、それは「一症例報告の中では」より信頼性が高いものとなるだろう。

　RCT でなければエビデンスでないといった考えをもつ必要はない。自分が置かれた環境でできる最も客観的なデータの収集・提示・考察が、次善の策としての EBM 的研究であるといえよう。世界的に有名な医学雑誌に掲載されている鍼の RCT 論文でさえ、完璧なエビデンスを示しているわけではないのだ。

RCT の問題点

　一般的な医学の世界と同様、鍼灸の世界でもランダム化比較試験（RCT）やそれを体系的にまとめ上げたシステマティックレビューによって得られたエビデンスが最も強いとされている。しかしこれらは完璧ではない。特に鍼灸の場合には、RCT の結果を実地の臨床に適用するにあたって幾つかの問題点が生じて

11. EBMに対する誤解

くる。その中から特に次の3点を指摘しておこう。

まず一つ目は「個体差の無視・軽視」である。例えば電気鍼と切皮置鍼を100人の頭痛患者に試して比較したとして、RCTによって軍配が上がるのは、より多くの人に有効な治療法である。もし電気鍼に軍配が上がれば、切皮置鍼で良い結果が得られた数人の患者は事実上無視され、全体として「電気鍼のほうが優れている」と要約されるであろう。本当はここで、なぜ数人の患者には切皮置鍼のほうが良かったのかを分析する必要がある。何か共通した因子が発見されるかもしれない。しかし実際には「電気鍼が良い」という点のみが強調されるであろう。この対策として、鍼灸医学の重視している「個体差」の存在を検証するようなRCTを行う必要がある。例えば切皮置鍼のほうが良かった患者のデータを分析し、もし「虚証の若い女性」という共通した特徴があったなら、そこに焦点を当てたRCTを再度実施すればよい。

二つ目は「プラセボ効果（心理的効果）の除外」である。あらゆる治療にはプラセボ効果が含まれていると考えてよいが、偽鍼（にせばり）と本物の鍼を比べて行われたRCTの結果では、両者のプラセボ効果が相殺されてしまっている。臨床の現場において、鍼治療からプラセボ効果が分離されて用いられることはありえない。ならば、プラセボ効果を含めた際にどれくらい有効なのかを検討する必要がある。鍼灸が他の治療よりも著しく大きなプラセボ効果を引き出すのであれば、それはそれで臨床上有用である。このことを考慮するならば、プラセボを含めた形でのRCTの実施も必要である。例えば頭痛のRCTであれ

ば、プラセボや偽鍼を比較対照群に用いるのではなく、日常よく使われる鎮痛薬と本物の鍼とを比較するほうが、より現実的な結論、すなわち「どちらが臨床的に役立つ場合が多いか」を知ることができる。

そして三つ目は「熟練者の経験の無視・軽視」であろう。個人の経験は確かに思い込みや特有の環境があるために客観性に乏しいことが多い。しかしRCTで一度に検証できるのはせいぜい2、3の項目である。これに対し長年の経験から得られた熟練者は、何十もの複雑な因子を脳の中で一瞬に分析・統合して判断を行っている可能性がある。RCTという手法では到底及ばない、患者の個性、生活背景、経穴の所見、圧痛点、さらには治療中の患者の表情などを一括して処理する能力を熟練者は備えているかもしれない。エビデンスが低いからといって、RCTの結果だけを信じて熟練者の経験を軽視することもまた、偏った臨床態度といえよう。

EBMの実践で忘れてはならないこと

日常臨床におけるEBMの実践とは、完璧なエビデンスを求めながらも実際には次善の策が何であるかを模索して採用することだと私は考えている。そしてEBMの弱点を把握し、そこに足りないものは何なのかを考えながら日々の臨床を行うことであろう。いかに介護ロボットが発達しようとも看護には人の温もりが必要であるように、EBM的臨床においても最後は一治療者と一患者との交流が臨床の質を決める最大の鍵となるだろ

11．EBMに対する誤解

う。RCTやシステマティックレビューの論文において、臨床場面における個々の患者の姿は見えてこない。患者を取り巻く「治療の場」の構築、治療者の観察や判断の視点、あるいは治療者と関わることによって生じる患者の身体的・心理的・社会的な状態の把握といった多次元の人間的要素は、EBMの概念を重視しながらも、個々の患者との心の触れ合いによって得られるものだ。本当の意味でのEBMは、熟練した臨床家が、エビデンスの強い診断や治療法を個々の患者の事情を勘案しアレンジして臨床実践することによって、初めて生きてくるのである。

参考文献

1) 山下仁ほか．エビデンスにもとづく補完代替医療 -補完代替医学研究の最近の動向-．日本東洋医学雑誌 51(3): 469-478, 2000．

2) 山下仁ほか．鍼灸の臨床試験．医学のあゆみ 203(7)(11月16日号): 503-507, 2002．

3) Ernst Eほか編/山下仁ほか訳．鍼治療の科学的根拠 -欧米のEBM研究者による臨床評価-．医道の日本社．2001．

4) 津嘉山洋ほか．Evidence-Based Medicineと鍼灸研究．全日本鍼灸学会雑誌 50(3): 415-423, 2000．

5) 津谷喜一郎監訳．鍼のエビデンス -鍼灸の臨床評価論文のアブストラクト-．医道の日本社．2003．

6) 日本クリニカルエビデンス編集委員会．クリニカルエビデンス日本語版<2002-2003>ISSUE．日経BP社．2002．

12. 鍼灸のプラセボ効果

「鰯の頭も信心から」という諺がある。「鰯の頭のようなつまらないものでも信仰すると、ひどくありがたく思える」（広辞苑）という意味である。薬理的効果のない物質を「これはよく効く最新の薬だ」と言って飲ませると本当に症状が良くなったりすることがあるが、このような暗示効果をプラセボ効果と呼んでいる。どんな薬や治療法にも少なからずプラセボ効果が含まれているが、鍼灸治療は特にプラセボ効果が大きいと考えられている。東洋医学の理論に共感したり、治療師の独特な雰囲気にカリスマ性を感じたり、鍼が刺さったり艾が燃えたりするのを目の当たりにすると、ただ錠剤を飲み込むよりも心理的インパクトが強いので、治療効果が高くなる。

プラセボ効果は使い方によっては患者のためになるが、その一方で危険な側面もある。現代の鍼灸師はプラセボ効果について充分理解した上で患者のケアに臨むべきだ。

プラセボとは

Placeboはラテン語で「喜ばせる」という意味である。日本語では偽薬（ぎやく）と訳されることもあるが、最近ではプラセボあるいはプラシーボという呼び方のまま使われることが多い。器質的病変が認められず、心理的因子が大きく関与しているよ

12. 鍼灸のプラセボ効果

うな患者に「たいへん良く効く薬がある」といって投与すると、本当に症状が良くなることがある。このためプラセボという言葉に対しては、「気休め」とか「患者をだます」など、あまり良い印象がもたれていなかったようであるが、近年ではそのような日常臨床的なイメージよりも薬剤の臨床試験におけるプラセボのイメージのほうが強い。

　ある薬剤が効くと主張しても、プラセボ服用群を設定していない臨床研究の結果だけでは科学的に説得力が欠けると言われる。例えば頭痛の患者が、ある錠剤を服用して痛みが止まったとする。患者も医師も「錠剤が頭痛に効いた」と考えるかもしれないが、実は自然経過で頭痛が止まったのかもしれない。そこで、何も与えない群と錠剤を与えた群を設定して比較した結果、錠剤を飲んだ群のほうが頭痛の止まった人が多かった。これで、やはりその錠剤が効いたのだ、と結論したくなる。しかしまだ甘い。「錠剤を飲むという行為によって心理的効果が働いたのだ」という反論が出てくる。そこで今度は被験薬（薬効を確かめようとしている薬剤）と全く同じ大きさ・色・形・味の偽の錠剤を飲ませるというプラセボ対照群を設定して、両者を比較する。プラセボは、錠剤の場合は乳糖や澱粉だったりするし、注射の場合は生理食塩水だったりする。つまり何の薬効もないとされている物質である。この方法で被験薬群とプラセボ対照群とを比較して統計的に有意な差が出ると、初めてその錠剤の成分が頭痛に効いたのだということになる。このように、薬剤が本当に効果があるかどうかを確かめるための臨床試験において、プラセボというのは大変重要な役割を持っているので

ある。（臨床試験ではさらにランダム割付という重要な過程が必要なのだが、ここではプラセボがテーマなので触れないことにする）

プラセボ効果は一定ではない

　胃潰瘍の治療薬である H2 ブロッカーのランダム化比較試験（RCT）の論文を集めて検討した研究があるが、その結果は、プラセボ群における効果が低かった試験においてのみ H2 ブロッカーが効くという結論になっていたという。このことはすなわち、プラセボとして同じ乳糖を使っていたとしても、状況によっては効果が大きくなったり小さくなったりすることを意味している。一般的には臨床試験で被験薬がプラセボ群よりも改善しなければ、その薬は効果があるとは言えない。しかし比較というのは両者の相対的な差を観察するだけなので、被験薬が効かない場合もプラセボ効果が大き過ぎる場合も、どちらの状況下においても「差がない」という結論となるのである。

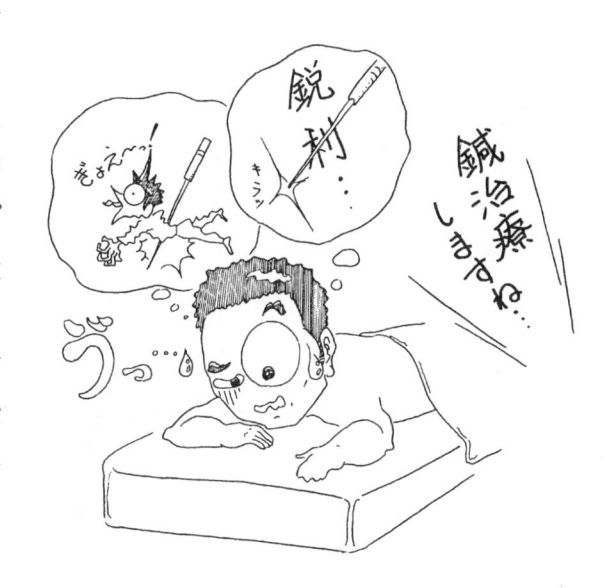

12．鍼灸のプラセボ効果

　このように、プラセボ効果は常に一定ではなく、ある時は非常に強い治療効果を引き出してしまうのである。特に経口投与よりも注射のほうが治療効果が大きいと言われている。これは注射で投与したプラセボ物質の効果が大きいというのではない。皮膚を注射針が貫くという心理的インパクトが、治癒効果を高めるらしいのである。ここまで書けば鍼灸師として考えることはひとつであろう。つまり、鍼治療において鍼が皮膚を貫いているということは、その生理学的反応だけでなく心理的インパクトも非常に大きいものであり、経穴や経絡に関係なく「鍼を刺す」ことが非常に強いプラセボ効果を引き出しているということだ。もちろん、鍼灸師としてプラセボ効果を超える鍼の効果があると信じてはいるのだが。

鍼の臨床試験におけるプラセボ

　鍼治療では、薬剤の場合のように本物そっくりのプラセボ錠を使うようなことはできないので、プラセボ群と比較するRCTを実施することが難しい。それでも今まで様々な研究者が、プラセボに相当する対照群を考案してきた。例えば、本物の鍼治療群では深く刺入するが対照群では鍼を深く刺入しないで皮膚の表面のみを刺激する方法である。これは海外では最小刺激鍼（minimal acupuncture）と呼ばれ、かなり研究者の間で支持されていたが、日本人から見ると切皮刺激という立派な鍼治療である。また、本物の鍼治療群は正しい経穴に刺入するが対照群では経穴から何センチか離れたところに刺入するというのもあ

る。これは経絡や経穴の理論で行っている鍼灸師にとっては経穴の重要性を検証するという観点で重要であるが、こり・圧痛点やトリガーポイントなどを目標として刺鍼している鍼灸師にとっては、経穴から離れた部位でも立派な治療点である。これらの対照群を設定した鍼のRCTでは、本物の鍼治療群と対照群との間に統計学的な有意差が見られていないものが多い。私はこのことを、鍼が効かなかったからそういう結果になったのではなく、プラセボとして設定した対照群の治療法が本物の鍼治療法と同じくらい効いてしまったのではないかと疑っている。

　この疑惑は、「刺さない」鍼を対照群とした腱板炎のRCTにおいて鍼を刺した群のほうが統計学的に有意に改善したことから、ますます強くなった。刺さない鍼とは偽鍼（にせばり）のことである。おもちゃの刀のように鍼体が鍼柄にもぐり込むこの鍼は、プラセボ鍼とも呼ばれている。厳密には皮膚の表面を軽く圧迫する刺激が与えられるのでプラセボとは言えないから、偽鍼と呼ぶのが適切であろう。偽鍼を使うと、少なくとも鍼を受けたことがない人にとっては、鍼が刺さっているように感じる場合が多いという。つまり、薬剤のRCTのように治療者と患者の両方ともがどちらの治療を受けているか知らないという「ダブルブラインド試験」は困難だが、少なくとも患者側がどちらの治療を受けているか知らない「シングルブラインド試験」が可能になったのである。現実にはまだ克服しなければならない問題点も多いが、とにかく、対照群における症状改善がプラセボ効果以上にならないように努力している点において、偽鍼の発明は画期的であった。

１２．鍼灸のプラセボ効果

　今後は、偽鍼を使用した臨床試験によって、今まで「効かない」という結果に終わっていた症状も実は「効く」ということが判明する可能性が出てきた。（ただし、プラセボ効果を含めた効果を検証する RCT も必要であることは、既に「11. EBM に対する誤解」で述べたとおりである）

鍼灸師というプラセボ

　鍼灸治療におけるプラセボ効果として、既に述べたように「鍼が刺さっている」とか「艾が燃えている」という心理的インパクトが重要であることは述べた。しかし実はもうひとつ、鍼灸師そのものの心理的インパクトを忘れてはならない。

　薬物や物理治療ではなく、会話や説明によって患者を説得したり患者の気持ちをある方向に向けたりすることをムンテラというが、鍼灸師にはムンテラが上手というか、やり過ぎというか、そういう人が他の医療職種よりも多いように思える。鍼でなくムンテラで治っているように見えるとき、鍼灸業界の俗語として「あの鍼灸師は口バリ（くちばり）で治している」などと言うことがあ

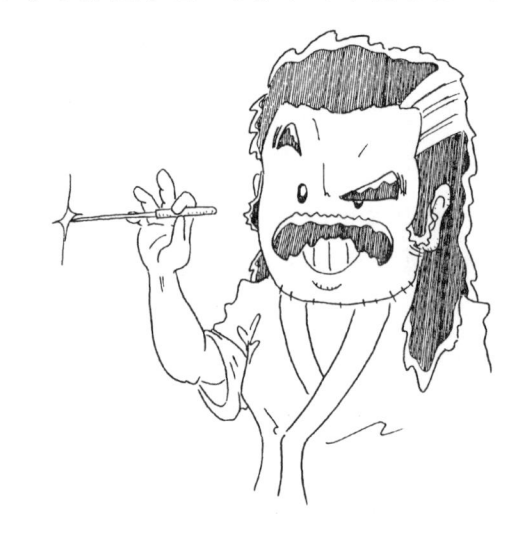

る。

　あるいはムンテラが普通であっても、鍼灸治療室にいかにも「中国四千年の歴史」を感じさせるような陰陽のマークや人体経穴図の掛け軸を飾ったり、お香のにおいが漂っていたり、あるいは治療者が作務衣を着ていたり、といった場合にも心理的インパクトは強い。これだけで治療が効きそうな気がする患者もいることだろう。

　これらの工夫あるいは無意識に行っている鍼灸師の行為は、ある時は病院では得られない満足感を患者に与えるだろう。しかしある時は医療と呼ぶには怪しすぎるという批判を浴びることになるかもしれない。鍼灸師や鍼灸治療室のプラセボ効果はほどほどに、というのが妥当であろう。

鍼灸臨床におけるプラセボ効果の弊害

　プラセボ効果は、鍼灸治療そのものの生理学的効果に心理的効果をプラスしてくれるという点で、臨床的に有用である場合も多い。しかしながら、気を付けなければならないこともある。本当は効いていないのに、効いている気持ちになっているうちに病気が悪化して手遅れになる可能性だってある。疼痛、違和感、気分不良などはプラセボ効果によっても改善しやすい。それどころか検査結果まで改善する場合もあるのがプラセボ効果のすごいところだ。しかし基本的には、器質的疾患がある場合には慎重に治療効果を判断し、患者には必ず医療機関における経過観察や検査など、より客観的な手法でチェックを受けてお

12. 鍼灸のプラセボ効果

いてもらうべきである。

　最近はどうか知らないが、ある地域に「病院で受けているすべての治療をやめたら治してみせる」という鍼灸師がいて、一時は信用して病院通いを中断したものの、結局改善しないので病院に救いを求めたという癌患者の話を何例か聞いている。この鍼灸師はプラセボ効果による自然治癒力を最大限に引き出そうとしたのか、それとも本当に鍼灸のみで治ると信じていたのか、真実はわからない。しかし今どきこのようなことをして診断や治療が手遅れになったりしたら、一生働いても払えないような賠償金や慰謝料を請求されることになるだろう。

鍼灸臨床でプラセボ効果を上手に使う

　既に述べたが、いかなる治療法にもプラセボ効果は働く。鍼灸師だけでなく医師も看護師もプラセボ効果の存在を認め、それを意識的あるいは無意識的に利用している。鍼灸の臨床においてもこれを上手に利用すればよい。例えば、多くのRCTによって、禁煙や、薬物中毒からの離脱や、耳鍼による減量は、プラセボ効果を超える鍼の特異的効果がないという結論が出ている。しかし臨床では、薬剤を使うよりもプラセボ効果が高いのならば、プラセボ効果であることを知っていながら鍼治療を使ってもよいのではないだろうか。タバコがやめられるなら、禁煙したがっている患者にとっては鍼がプラセボであろうが何だろうが、かまわないのである。研究者の目で見れば厳密に分離しなければならないプラセボ効果だが、臨床家としては分離し

ないで十二分に利用したいと思っている。

　しかし、プラセボ効果を応用する場合は害がないことが前提である。既に述べたような手遅れの事態を招かないよう、利用する対象疾患や目的をしっかりと把握しておく必要がある。手品の種明かしや、サンタクロースの否定はしないほうが良いこともあるだろう。夢や希望は大切にしたいし、それがパワーを与えてくれるのも事実だ。しかし臨床の場合はもっと複雑であり、もっと現実的でなければならないことも多い。患者ひとりひとりにとって良いことか悪いことか、様々な角度から個別の判断をして、鍼灸の本当の効果だけで勝負するのか、プラセボ効果にも頼るのか、どちらも手に負えない状況だと判断して他の医療を勧めるのか、慎重に決断すべきである。

参考文献

1) Kaptchuk TJ ほか. Do medical devices have enhanced placebo effects? Journal of Clinical Epidemiology 53: 786-792, 2000.

2) Moerman DE. Cultural variations in the placebo effect: ulcers, anxiety, and blood pressure. Medical Anthoropology Quarterly 14: 51-72, 2000.

3) Yamashita H ほか. Minimal acupuncture may not always minimize specific effects of needling. The Clinical Journal of Pain 17(3): 277, 2001.

4) Kleinhenz J ほか. Randomised clinical trial comparing the effects of acupuncture and a newly designed placebo needle in rotator cuff tendonitis. Pain 83(2): 235-241, 1999.

5) 山下仁ほか. 鍼灸の臨床試験. 医学のあゆみ 203(7)(11月16日号): 503-507, 2002.

１２．鍼灸のプラセボ効果

6) Ernst E ほか編/山下仁ほか訳．鍼治療の科学的根拠 -欧米の EBM 研究者による臨床評価-．医道の日本社．2001．

13. 鍼灸の適応症

　鍼灸の教科書や患者向けの啓蒙書では、よく鍼灸の適応症、不適応症、禁忌などといった分類がなされることがある。広辞苑によると、適応症とは「薬剤・手術その他の治療法について、それが適用されて効果をあらわす疾患または症候」とされている。しかし実際の臨床で教科書に書いてある適応症にしか鍼をしていないかというと、そんなことはない。患者が希望すれば、かなり幅広い疾患に我々は鍼灸治療をしている。それでは我々鍼灸師が教科書の記載を守ってないということなのだろうか。あるいは教科書の記載が間違っているのだろうか。

　そこで、鍼灸の「適応症」の変遷と意味について考えてみた。なお灸の適応症については、鍼ほど世界的に議論がなされていないので、ここでは鍼の適応症に限って論じることとする。

1960年代の「鍼の適応症」

　芹澤勝助が1960年頃に鍼の適応症として教科書に記載したのは次の通りである。

(1)神経系：末梢神経痛、麻痺、痙攣、神経衰弱、ヒステリー、偏頭痛、テタニー、書痙など
(2)循環器系：心臓神経症、本態性高血圧症、動脈硬化症の諸

13．鍼灸の適応症

症状

(3)運動器系：急性慢性の関節リウマチ、急性慢性の筋リウマチ、腰痛、肩甲痛、打撲や捻挫（鎮痛効果）

(4)消化器系：耳下腺炎、食道痙攣、麻痺、急性慢性の胃炎、胃アトニー、胃下垂、胃神経症、急性腸炎、腸アトニー、肝鬱血、便秘、下痢、痔疾など

(5)呼吸器系：慢性の気管支カタル、気管支喘息など

(6)泌尿生殖器系：慢性腎炎による浮腫、膀胱炎、膀胱痙攣、尿道カタル、睾丸炎など

(7)小児科系：小児消化不良症、夜驚症、小児急癇、夜尿症など

(8)婦人科系：子宮痙攣、月経不順、月経痛など

芹澤は上記の疾患や症状を挙げた上で、「特定の疾病に効果があるというよりも、その疾病に由来する症候群を減退または消滅させるに効果的な施術であることを忘れてはならない」と述べている。

書かれた時代が古いため今日では一般的でない呼び方をされている疾患や症状もあるが、ここでは記述された言葉をそのまま紹介した。ここで列挙された鍼の適応症は、おそらく戦前・戦後に芹澤ほか日本の鍼治療者達が臨床経験から効果的であると判断して治療の対象としていた疾患や症状なのであろう。しかしながらここに挙げられた適応症は、有効性の面で科学的な検討が十分になされていないため、今日においてこれらをそのまま適応症として列挙すると、医療関係者には異議を唱えるも

のも少なくないだろう。

1980年代の「鍼の適応症」

　1979年、鍼灸に関する世界保健機関（WHO）地域間セミナーが北京で開かれた。このセミナーには12ヶ国から参加者が集まり、鍼の領域の研究、臨床、トレーニング、および用語などの基準について討論されたという。WHOのバナーマンは1980年に、このセミナーの内容を紹介する論文を発表した。ここには鍼が役に立つであろうとされる疾患の暫定リストが掲載されている。そのリストの内容は次のとおりである。

(1)上気道
　　急性副鼻腔炎、急性鼻炎、感冒、急性扁桃炎
(2)呼吸器系
　　急性気管支炎、気管支喘息（小児および合併症のない患者に最も有効）
(3)眼の障害
　　急性結膜炎、中心性網膜炎、小児の近視、合併症のない白内障
(4)口の障害
　　歯痛、抜歯後の疼痛、歯肉炎、急性および慢性咽頭炎
(5)胃腸障害
　　食道および噴門痙攣、しゃっくり、胃下垂、急性および慢性胃炎、胃酸過多、慢性十二指腸潰瘍（疼痛の緩和）、合併

症のない急性十二指腸潰瘍、急性および慢性腸炎、急性細菌性赤痢、便秘、下痢、麻痺性イレウス

(6)神経および筋骨格障害

頭痛および片頭痛、三叉神経痛、顔面麻痺（初期すなわち3から6ヶ月以内）、脳卒中発作後の麻痺、末梢性ニューロパチー、ポリオの後遺症（初期すなわち6ヶ月以内）、メニエール病、神経因性膀胱機能障害、夜尿症、肋間神経痛、頚腕症候群、五十肩、テニス肘、坐骨神経痛、腰痛、変形性関節症

ここで重要なのは、注釈として次のようなコメントが付されていることである：「このリストは臨床経験にもとづいたものであり、必ずしも対照群を置いた臨床試験にもとづくものではない；さらに、特定の疾患を含めたのは、鍼の有効性の範囲を示すことを意図としているのではない」。すなわちこのリストは、各国において鍼治療の対象とされていて、治療者が経験的に効果があると思っている疾患や症状のリストに過ぎないのである。この点からは、このリストは1960年代の芹澤による適応症リストが国際的になっただけで、科学的根拠という観点からは何の進展もしていないのである。

しかしながらこのリストは、WHOの名が使われているために、文献にはしばしば（少なくとも日本では）「WHOが認めた鍼の適応症」として引用されている。引用した著者達は、医学界や一般大衆に対して「WHOが認めた」と強調したかったのであろう。このように宣伝すれば、事情に詳しくない人々は

当然「WHO が認めたのなら間違いない」と鍼灸を高く評価する。しかし実際には、臨床的によく治療の対象となる疾患や症状のリストに過ぎず、WHO はそれを適応症であると認めたわけではない。それを「WHO が認めた鍼の適応症」として世に広めようとすれば、詐欺呼ばわりされる恐れもある。鍼灸への信頼を保つためにも、このような点における我々の発言は慎重でなければならないと思う。

2000年代の「鍼の適応症」

既に鍼灸関係の多くの専門誌や学会誌で取り上げられているが、米国国立衛生研究所（NIH）が召集した鍼に関する合意のためのパネル会議（consensus panel）が、1997 年 11 月に開催された。ここでは鍼の有効性、安全性、研究の方法論、保健医療体系に組み入れるための課題などが討論された後、合意声明が発表された。その結論の中で、鍼の有効性に関する部分は次の通りである：

「成人の術後および化学療法による嘔気・嘔吐、および歯科の術後痛には有効である。また薬物中毒、脳卒中後のリハビリテーション、頭痛、月経痛、テニス肘、線維性筋痛症、筋筋膜痛、変形性関節症、腰痛、手根管症候群、喘息などに対しては補助療法として有用か、包括的患者管理計画に含められる可能性がある。」

１３．鍼灸の適応症

　ここでの「有効」は今までよりも厳しい臨床研究の基準をクリアして効き目があると認められたものである。すなわちエビデンスが強い（「10. EBM の影響」を参照のこと）のである。ここで挙げられた疾患や症状が、EBM からみた鍼灸の適応症候補であり、臨床試験が増えれば候補も増えてゆくだろう。ところで歴史は繰り返すようで、1980 年のバナーマンの論文における疾患リストが「WHO が認めた鍼の適応症」と言われるようになったのと同様に、今回も既に「NIH が認めた鍼の適応症」と解釈している人々や雑誌記事が多い。実際には今回の合意声明は NIH が召集したパネル会議によるものであり、NIH やアメリカ政府自体が認めたものではないことに注意したい。もちろんそれでもこの声明は、世界中の医学者、臨床家、および医療政策者を鍼に注目させるのに十分なインパクトをもっていた。

　芹澤やバナーマンの文献に挙げられた鍼の適応症と比較すると、パネル合意声明において有効とされる疾患や症状は著しく少ない。研究者達が科学的な観点から厳しい吟味を行ったときに、「有効」または「補助療法として有用」であると認められるのは、今のところたったこれだけしかないのである。しかしこれは、鍼がこれだけの疾患や症状にしか効かないというのではない。むしろエビデンスを提示できるような質の良い論文が世の中にあまり発表されていないという現状を示していると解釈すべきである。特に日本の鍼の臨床研究者達は、日本語でいくら立派な論文を発表しても、国際的には認知されないという事実を突き付けられたのである。今後、鍼の臨床研究者は、鍼の有効性の範囲を拡大するために、NIH のパネル会議で引用さ

れるような医学雑誌に質の高い英語論文を発表するという、高いハードルを超えるための努力を重ねなければならないであろう。

適応症という言葉の曖昧さ

　そもそも我々が「鍼の適応症」と言う場合、それは何を意味しているのだろうか。広辞苑にしたがえば「適用されて効果をあらわす疾患または症候」であるから、それは有効性があるという意味であろう。とすれば、芹澤やバナーマンの記述した適応症よりも、NIHパネル会議の合意声明の方が、有効性という点で真の適応症を示しているように見える。しかし前述したように、質の高い論文が出てないだけで実際には鍼が有効である疾患や症状はもっとたくさんあると思われる。ということは、芹澤やバナーマンの文献において、臨床経験にもとづいて列挙された疾患や症状が、今後厳しい臨床試験を通して真の適応症の仲間入りすることも十分考えられる。実際、2004年の時点で、頭痛と変形性膝関節症に対する鍼治療の有効性のエビデンスはさらに強くなってきている。しかし多くの疾患が真の適応症の仲間入りするかどうかなど、日常の鍼の臨床にはあまり意味がないように思えることもある。

　実際の臨床では、様々な疾患や症状を訴える患者たちが鍼治療を受けに訪れる。ある患者は鍼が一番効くことを治療後に実感しているがゆえに来院するだろう。またある患者は、効くかどうかわからないが、病院では他に治療法がないといわれたか

13. 鍼灸の適応症

ら「だめもと」で、と思って訪れるだろう。このような患者たちに対して、研究者や政府の機関が適応症と認めないから鍼灸治療の対象としない、というわけにはいかない。我々は実際には、悪性進行性の器質的疾患（癌など）、緊急を要する状態（脳出血や外傷）、感染症の急性期、あるいは出血性素因をもつ患者など、いわゆる「鍼の不適応」「鍼の禁忌」とされる場合以外は、効く効かないにかかわらずほとんど鍼治療を試している。さらに、一般に不適応とされる癌患者においても、疼痛の緩和に対しては鍼治療を行う場合もある。つまり適応症であるということよりも、不適応または禁忌でないということが、日常臨床における現実の「鍼をするかしないかの基準」らしいのだ。

このように、教科書やマスコミで取り上げられている「鍼の適応症」は、実際の鍼の臨床においてはあまり意味をなしていない。日常の鍼灸臨床は「効くか効かないか」よりも「施術してよいかよくないか」という基準で動いている。それならば、適応症を決めるより先に、「やってはいけない場合」および「やった時に起こり得る危険性」すなわち鍼の安全性に関して検討し向上させることの方が先ではないか、というのが私の持論だ。患者を惑わさないためだけでなく鍼灸師自身の教育のためにも、鍼灸はどのような場合に行ってよいのか、あるいはいけないのか、それは適応症という言葉で説明するのか、それともなにか他の基準を設けた方がよいのか、これらについてしっかりと議論をしておくべきだろう。

用語の解釈上の問題

　鍼の適応症を論じるにあたって様々な意見が生じてくるのは、ひとつは適応症を定義する際に用いる言葉が様々に解釈されているためであろう。用語の解釈が違えば当然意見も違ってくるため議論が混乱してくる。故にまずは用語の解釈に問題があることを指摘しておきたい。既に述べたように「適応症」の一般的な定義は、広辞苑によると「ある治療法が適用されて効果をあらわす疾患または症候」である。「治療法が適用されて」というのはここでは「鍼を治療に用いて」という意味であり、この点で大きな議論はないであろう。問題になってくるのは、次の「効果をあらわす疾患または症候」の部分の解釈である。

鍼の適応症（鍼が効果をあらわすこと）の様々な解釈

(1) 鍼によって疾患が治癒　→　ほとんどない（自然治癒なら多いが）

(2) 鍼によって症状が緩和（または消失）　→　しばしばある

　　a) 鍼そのものによって症状が緩和　→　科学的研究の対象とされやすい

　　b) 鍼施術を含むケア行為全体によって症状が緩和　→　日常臨床で重要
　　　　　　　　　　　　　　　　　　　　　　　　　　　（プラセボ効果を含む）

---

13. 鍼灸の適応症

ある疾患または症候に鍼が効果をあらわしたという場合には、(1) 鍼によって疾患が治癒した、(2) 鍼によって症状が緩和（または消失）した、という 2 通りの解釈の仕方がある。更に(2)は、a) 鍼そのものによって症状が緩和した、b) 鍼をするという行為によって症状が緩和した、という2通りの解釈ができる。

疾患は「鍼によって」治癒するか

まず最初に、患者の疾患が治ってしまった、すなわち「鍼によって治癒した」という解釈について考えよう。私は鍼がある疾患を治癒させるということはほとんどないと思っている。もちろん鍼だけでなく他のほとんどの現代医学的治療法も同じである。その理由は、治癒という現象そのものは、鍼をしてもしなくても治癒するものは治癒し、治癒しないものは治癒しないからである。感冒がすっかり治った場合は「風邪が治癒した」といって良いだろう。しかしそのとき患者が鍼をしていたとしても薬を飲んだとしても、感冒が治癒したのはそのせいではない。患者自身の自然治癒力によって正常な状態に回復したのである。外傷や骨折の治癒の場合も同じである。感冒や外傷の治癒を早めたりすることはあるかもしれない。しかし「鍼によって治癒した」という言い方は、厳密には、鍼をしなかったら治らない場合にしか使えないのだ。

また、治癒というのは症状が消失するだけでなく、病理組織学的にも病態生理学的にも正常な状態に回復していなければならない。アレルギー症状、例えば喘息の症状が良くなった場合

はどうだろうか。鍼によってもステロイドによっても、喘息の症状が改善するかもしれない。病理組織学的にも気道の炎症は改善しているかもしれない。しかし、アレルギーの場合はリンパ球がアレルゲンを記憶しており、またアレルゲンに対応する抗体も体内で産生されている。この意味では喘息の症状が改善したからといって、病態生理学的にも正常な状態に回復したとは言えないのだ。この点からも「治癒した」という言い方は、かなり慎重に判断して使わなければならないことがわかるだろう。

以上をまとめると、鍼が「効果をあらわす」ということを「鍼によって疾患が治癒する」という意味に解釈した場合は、鍼の適応症はほとんどないということになる。もちろん他の現代医学的な治療法においても、この解釈法の下では適応症はほとんどない。

鍼による症状の緩和または消失

それでは「鍼が効果をあらわす」という言葉を、症状が緩和または消失するという解釈にすればどうか。この場合は、様々な症状が鍼によって緩和または消失する可能性がある。感冒においては、頭痛、咽痛、全身倦怠感その他の症状を緩和することができるかもしれない。また多くの疾患における疼痛緩和にも有効である可能性が高く、癌においても疼痛対策として使える場合があるだろう。また化学療法における嘔気・嘔吐に対する有効性は、前述のように専門家による科学的観点からのチェ

ックをクリアして認知されている。このように、「適応症（鍼が効果をあらわす）」の解釈を「症状の緩和または消失に有効であること」とすれば、鍼の適応症の幅はかなり広いと思われる。

この考え方は、結局 1960 年代の芹澤による「特定の疾病に効果があるというよりも、その疾病に由来する症候群を減退または消滅させるに効果的な施術である」という記述で言い尽くされているように思える。ただし既に述べたように、「効果的」であることについて、今日の教科書にあるような経験上の記述のみでは、他の医療関係者や医療政策当局は納得しないだろう。プラセボ効果を差し引いた「鍼そのものによる効果」に関するデータを提示することが要求されるのだ。では、プラセボ効果を除いた鍼だけの効果を使う機会が日常臨床で存在するのだろうか。

プラセボ効果の功罪

鍼治療にかなりのプラセボ効果が働いているのは確かだ（「12. 鍼灸のプラセボ効果」参照）。科学的研究を行う上で、この効果を差し引いて本当の治療効果を考えることは重要である。例えば、ある療術師（治療の内容は特定しないでおこう）が末期癌患者の弱みにつけこんで法外な施術料を取ったとしよう。患者は最初のうちは楽になると言っていたが、そのうち病状が悪化して死亡したとする。このような場合、本当にその療術が有効であったかどうかが問われるであろう。プラセボ効果だけで患者を

治った気にさせていたとしたら、医学的には有効性のない治療行為を有効であると言って患者を騙していたことになる。もちろんそれ以前に、療術師が「治療行為」や「癌を治す約束」をしたことに問題があるのだが、とにかく、あらゆる治療行為あるいは治療と称される行為については、「本当の効果（特異的効果）」がどれくらいで「プラセボ効果」がどれくらいなのかを明らかにしておくことは重要である。

　しかしながら、患者にとっては、その場で楽になれば気のせいだろうが何だろうが構わないという主張もある。例えば感冒は一般に自然治癒の経過をたどることはわかっているが、患者は治癒するまでの期間を楽に過ごしたいと思うだろう。これは末期癌やその他の難病のように治癒が期待できない疾患の場合でも基本的には同じである。治癒すればそれが一番だが、その希望とは別に、対症療法でよいから患者を毎日苦しめている症状を少しでも緩和したいという希望はあるはずだ。あるいは抗癌剤その他の副作用の強い薬剤による副作用を軽くしたいとも思うだろう。このような場合には、その効果が鍼そのものによるものであろうがプラセボ効果によるものであろうが、患者にとっては関係ない。患者にとって最も興味があるのは、それらを合わせた総合的な効果が高いのはどのような治療法であるかということになる。

13. 鍼灸の適応症

文化にもとづく治療法選択

　鍼灸治療を選択する行為が国民性による場合も多いと思われる。つまり鍼灸は効くと信じて疑わない患者においては、非常に大きなプラセボ効果が得られる可能性があるのだ。欧米人が怪しげだと思いながらも試しに鍼灸を受けてみようというのとは、プラセボ効果は当然違ってくる。東アジアの国々における鍼灸の日常臨床は、地域文化に根差して日々実践されている。ここには鍼そのものの効果とプラセボ効果を分けて考えるという概念はなく、総合してどれくらい楽になれるかということが患者にとって最大の関心事だ。治療者に対する評価も当然、鍼の技術だけでなく患者に対する応対や外見などを総合した効果によって決定されていると思われる。

　このように、鍼灸の適応症を語ることは、様々な事情が絡んでいて非常に複雑である。文化的側面と科学的側面とをどのようにして共存させればよいのだろうか。このことについて現時点で明確な結論を下すことは難しいが、少なくとも公の場で鍼灸の適応症を論ずるにあたっては、「疾患か症状か」「鍼灸自体の効果かプラセボ効果か」「地域文化を考慮するか」などといった幾つかの条件を設定しておくことが必要だろう。

参考文献

1) 芹澤勝助. 鍼灸の科学（理論編）第 2 版, 医歯薬出版. 226-234, 1964.
2) Bannerman RH. The World Health Organization viewpoint on acupuncture. Am J Acupuncture 8(3): 231-235, 1980.

3) Acupuncture. NIH Consensus Statement 15(5)(Nov 3-5): 1-34, 1997.

4) NIH パネルによる鍼に関する合意声明について．全日本鍼灸学会雑誌 47(4): 307-309, 1997.

5) 米国国立衛生研究所（NIH）合意形成声明．全日本鍼灸学会雑誌 48(2): 186-193, 1998.

コラム 3

脱線コラム 3

―東アジアの仲間との鍼灸ネットワーク―

　2001年の秋、ソウルで開催された国際東洋医学会に出席しました。韓医師会のもつ政治的な影響力は相当に強いらしく、学会のレセプションにはキム・デジュン大統領夫妻や厚生大臣が出席していました。韓医師のレベルも優秀で、例えば慶熙（キョンヒ）大学校の韓医学部の入学難易度はかなり高いと聞いています。一方、韓医師でない鍼師ほかの治療師が行う代替医療には国民健康保険が適用されず、法的にも整備されていないようです。

　学会におけるLim氏らの発表によると、過去1年間で何らかの代替医療を利用した韓国国民は64％、よく用いられる代替療法は、薬物系（34％）、健康器具（24％）、生薬（23％）、温泉療法（20％）、食事療法（16％）、鍼治療（8％）などでした。この結果は私たちが行った日本の状況とよく似ています。ただ韓国は伝統医学に対する国民の親和性が日本のように途絶えることなく続いているので、文化的背景も考慮すると韓国のほうが伝統医療（国際的に見れば補完代替医療）の果たしている役割は日本よりもはるかに重要であるように思われます。このことは京東市場の漢薬街を歩けばもっと理解できるこ

とでしょう。歩道まで山のように積まれた生薬と、店の奥にある韓方医院。日本が既に失ってしまった伝統医学に対する信頼性・親和性が、韓国の人々の心には残っているのです。

　学会の後で訪ねた慶熙大学校の韓方病院と東西大学院の規模には圧倒されました。韓方病院は脳卒中患者を中心とした病棟をもっており、患者は脳卒中の急性期から西洋医学と東洋医学の両方の治療を受けていました。薬局では、煎じ薬はもちろんのこと、エキス剤の抽出と品質管理も全部自前でやっています。東西大学院を含む大学院の総合キャンパスはソウルの郊外のスウォン（水源）にあり、最新のビルの中にあるラボで、遺伝子、細胞、臨床神経生理など、あらゆる方面について鍼と生薬の研究をしていました。鍼灸の研究実績は日本も韓国も同等に発展中ですが、国民の文化や生活に根ざした鍼灸・漢方という点では、日本は大きく遅れをとったな、というのが実感です。

　日本において「井の中の蛙」の状態で鍼灸の臨床や研究をしている私たちは、もっと各国の伝統医学の現状に目を向けるべきです。特に、文化的背景が近似している東アジアレベルでの交流が必要でしょう。鍼には鍼を継承・発展させた東洋の文化が、ホメオパシーにはホメオパシーを育んだ西洋の文化があります。お互いの文化に

コラム 3

ついて直感的に理解しやすい東アジア文化に根ざした統合医療の姿を構想することが、鍼灸の国際交流の第一歩ではないでしょうか。

14. 補完代替医療と統合医療

　生薬、サプリメント、指圧、健康器具など、現代医療において主流の医療手段として定着していない診断・治療体系のことを、学術界では総称して補完代替医療と呼んでいる。補完代替医療は、米国では代替医療（alternative medicine）、ヨーロッパでは補完医療（complementary medicine）と別の呼ばれ方をする傾向があったが、最近は両方合わせて補完代替医療または相補代替医療と呼ばれるようになった。しかし日本では単に代替医療とも呼ばれるので、ここでは英語の complementary and alternative medicine の略である CAM（カムまたはキャム）と呼ぶことにする。鍼灸と漢方薬については日本ではもともと代替ではなく正統医療だったのだから、伝統医療として区別すべきだという意見も日本にはある。しかし世界的に見るとこれらの伝統医療も CAM に含められている。

　近年、代替医療は再評価される傾向にある。今までは「怪しげなもの」「医学とは別の世界のもの」という捉え方をされていたが、正しい研究手法で吟味しても有用と判断されるものは医療の中に積極的に取り込もうという動きが見られるようになったのだ。先進諸国における CAM の現状と CAM 流行の背景、そして CAM の先にあると言われる統合医療の姿を考えてみよう。

14. 補完代替医療と統合医療

先進諸国における CAM の流行

アメリカ合衆国では 1997 年の調査で、国民の 42％が過去一年間に何らかの CAM 治療法または商品を受診したり購入したりしていたという。イギリスにおいては 1999 年に行われた同様の調査で、20％が過去一年間に何らかの CAM を利用していた。

私たちは海外のデータと比較できるようなデータを得るために、2001 年に同様の利用率調査を行った。その結果、過去一年

日本国民の CAM 利用状況（文献 3）

過去1年間に何らかの CAM を利用した人		国民の 76％
内訳	1位	栄養ドリンク 43％ サプリメント 43％
	2位	健康器具 22％
	3位	ハーブ・OTC 漢方 17％
	4位	マッサージ・指圧 15％
	5位	保険適用漢方 10％
備考		鍼灸 7％
自己負担額		年平均 19,000 円

間に何らかのCAM治療法を受けたりCAM商品を購入したりした日本人は76％であり、前述したアメリカやイギリスの利用率をはるかに上回っていることがわかった。種類別CAMの利用率は、栄養ドリンク43％、サプリメント43％、健康器具22％、ドラッグストアのハーブまたは漢方薬17％、マッサージまたは指圧15％、医師の処方した漢方薬10％、アロマテラピー9％、カイロプラクティックまたは整体治療7％、鍼灸7％、ホメオパシー0.3％、その他7％であった。

日本国民がCAMを利用する理由（文献3）

1. 病院・医院に行くほど深刻な症状ではないから（60％）
2. 健康全般に良い、あるいは病気が予防できると期待しているから（49％）
3. テレビ・新聞・雑誌などで掲載したり宣伝したりしていたから（28％）
3. 病院・医院は時間がかかるので面倒だから（28％）
4. 家族・友人など医療関係者以外の人が使ったり購入したりしていたから（27％）
5. 西洋医学の治療よりもリラックスできるから（25％）
6. 昔からの習慣だから（20％）
7. 西洋医学の治療だけでは効き目が十分でないから（19％）
8. 西洋医学の治療による副作用が怖いから（17％）
9. 西洋医学の治療よりも効くと思ったから（15％）
10. 西洋医学の治療よりも苦痛を伴わないから（13％）
11. 病院・医院の医師が勧めてくれたから（10％）

その他の理由（10％）

※CAMを利用したことのある人760名を100％とした

14. 補完代替医療と統合医療

先進諸国で CAM が注目される理由

　古くさいとか怪しげだと言われてきた CAM が、なぜ今頃になって人々の注目を浴びているのだろうか。

　ひとつ目の理由としては、医師・患者ともに現代医学が主流であることを認めながら、同時に限界があることにも気付いているのだろう。先進国において、救命救急の状況下では最先端の医療技術を受けることができる。しかしその一方で、慢性的な症状や疾患には現代医学の治療効果に満足できない人がたくさんいる。そのような人たちが、必ず効くという確証はないにしても、とりあえず試してみようと CAM に目を向けているという側面があるだろう。私たちの行った調査でも、疲労感、感冒、健康保持増進、運動器系症状などが CAM 利用の対象あるいは目的となっていることが多かった。もちろん癌など重篤な疾患において「藁にもすがる思い」で CAM に多額を出費する場合もあるが、国民全体としては、やはり現代医療で改善しない慢性的で軽症の病気や不健康感に対して CAM を使う場合が多いと思われる。

　二つ目の理由としては、現代医学的治療にはない心地良さや、CAM の全人的な観点、あるいは東洋の思想などに魅力を感じている部分があるだろう。病院における 3 分間診療や味気のない服薬治療も命が助かるなら受けるが、同時に治療者との親密なコミュニケーションによる人間的な温かさ、あるいは東洋の神秘を感じさせてくれる雰囲気を味わいたいという気持ちが人々にはある。特にマッサージやアロマテラピーなどは、疾患の治

癒というよりは気分転換や精神的緊張緩和などが目的となる場合も多いと思われる。つまり CAM は、生命を維持するために必要不可欠な最先端医療としてではなく、ある種の安らぎや贅沢感を味わわせてくれるレジャーや息抜きのような側面もあるということだろう。

各 CAM 治療の利用目的となった症状・疾患など（文献 3）

	使用の目的*（治療法ごとに上位のもののみ表示）
栄養ドリンク	疲労感（65%），感冒（14%）
サプリメント	疲労感（31%），健康保持増進（26%）
健康器具	運動器系症状（33%），健康保持増進（21%），疲労感（20%）
ハーブ・OTC 漢方	感冒（32%），その他の内科系疾患（23%），健康保持増進（20%）
マッサージ・指圧	運動器系症状（86%）
保険適用漢方薬	感冒（33%），その他の内科系疾患（21%）
アロマテラピー	リラックスまたは気分転換（41%），何となく（16%），疲労感（15%）
カイロ・整体	運動器系症状（80%）
鍼灸	運動器系症状（79%），感冒以外の内科系疾患（10%）

*括弧内の％表示は，治療法ごとに 100％とした。例えば栄養ドリンクを使用した人の 65％が疲労感の改善を目的としていた。

三つ目の理由としては、医療財政の負担を少しでも軽くしたいという現状に行政や企業が目をつけたという、まったく違った側面が考えられる。老人医療や高度先進医療の増加により国民医療費は高騰し続けている。2000年初頭における日本国民一人当たりの医療費は年間約25万円、米国民では約40万円である。米国の保険会社によると、CAMの保険適用を認めると現代医学だけ認めている場合よりも経費を削減できるらしい。不思議に思えるかもしれないが、自分が病院にかかったときのことを考えてみればわかる。例えば軽い胃の不快感で胃薬をもらうために病院にかかったとする。1時間ほど待たされて5分の診療で、再診が116点、指導料が202点、投薬料が182点ならば、合計500点、すなわち医療費は5000円となる。ドラッグストアで生薬配合ドリンクを求めれば、たぶんレジで数十秒待つだけで何服分かを2000円程度で買える。もし効果と安全性が同等であるならば、そしてどちらにも医療保険が適用されるならば、人々はどちらを選ぶのか、答は明白だ。もちろん実際には効果や安全性が同等であることを検証する研究が必要である。しかし既に米国の保険会社は、出費抑制という観点から一部のCAMの保険適用を認めている。

欧米医学界の反応

国民のCAM利用率の高さに対応して、米国国立衛生研究所に国立CAMセンターが設置されたり、イギリス上院の科学技術特別調査委員会がCAMの調査を始めたりと、先進国におけ

るCAMの有効性・安全性の評価、研究者育成、情報整備などを推進する動きが活発になってきた。

　米国医学会雑誌（JAMA）の編集委員会は、CAMを1998年の三大テーマのひとつとして取り上げた。ちなみに1996年にはCAMのランキングは73のテーマのうち68番目だったという。1998年11月に発行されたJAMAのCAM特集号には、鍼灸はもちろんのこと、緊張型頭痛に対する脊椎マニピュレーション、過敏性腸症候群に対する生薬、手根管症候群に対するヨガなどについて、科学的に検証した論文が見られる。鍼灸に関しては次のような報告が掲載されている。逆子に対する灸の有効性をランダム化比較試験により検討したところ、至陰穴の棒温灸を行ったグループのほうが行わなかったグループよりも高率に正常化した（75％対62％）。HIV患者の末梢神経障害による疼痛に対する鍼の効果についてランダム化比較試験を行った結果、中医学理論に則って選択した経穴を用いたグループと理論と無関係に選択した経穴を用いたグループのいずれも効果がなかった。私たちの報告も掲載され、鍼灸の有害事象に関する5年間の調査によって重篤な有害事象（過誤や副作用）は稀であることが示された。

　その後、JAMAに続いて、英米の権威ある医学雑誌の幾つかがCAMの特集を行った。これらの特集で特筆すべきことは、CAMが有効である論文ばかりではなく、効かないという結論に達したものや、有害事象を公表したもの、また教育、哲学、あるいは医療経済など幅広いテーマを取り上げていることである。同じ時期に日本の東洋医学系学術雑誌が、鍼灸や漢方が効いた

という報告ばかり掲載していたことを考えると、欧米の学術雑誌がCAMの効果を科学的な観点から冷静に見つめようとしていることがわかる。

日本のCAM界の動向

　欧米の動きに遅れをとったものの、2000年前後から、日本のCAM関連学術団体も現代西洋医学と統合された医療を模索しようという動きを始めた。今まで鍼灸は鍼灸の学会、漢方は漢方の学会、アユルヴェーダはアユルヴェーダの学会というようにそれぞれ別々に活動をしてきたが、渥美和彦東京大学名誉教授が旗頭となって日本代替・相補・伝統医療連合会議（JACT）が組織された。他にも日本補完代替医療学会（JCAM）、日本統合医療学会（JIM）、日本内科学会代替医療専門委員会などが次々と発足し、CAMの有効性や安全性を科学的に評価して、正しい情報を普及させようという動きが見られるようになってきた。

　しかしながら、CAMの研究・教育を強く推進するという公的な政策の動きは2004年現在まだ見えてこない。2002年に問題になったような中国製ダイエット食品による重篤な健康被害なども起こるし、患者や消費者を欺くような臨床効果の不当表示も出てくる。CAMは国民の健康に良いだけでなく悪い場合もあるのだから、行政もしっかりと目を光らせておく必要がある。研究についてもCAM企業に都合の良い結果ばかりが発表されぬよう、中立的な立場から行われることが重要だ。したがって、

これからは国や自治体も CAM の研究支援や規制に積極的に関わるべきである。

統合医療で統合されるもの

　統合医療は Integrative Medicine の訳語であり、西洋医学とCAM が融合して出来あがるべき新しい医療の枠組みとされているが、実際に出来上がったときの具体的な統合医療の姿は未だ明確に示されていない。ここで重要なのは、いったい現代西洋医学のどのような部分と、CAM のどのような部分が統合されるのかという問いかけである。例えば、ハーブのひとつであるセイヨウオトギリソウ（St. John's Wort）が軽症のうつ症状に有効であるという臨床試験データが多く発表されている。このようなハーブを病院で処方できる薬にしてしまえば、それが統合医療なのだろうか。これは単にセイヨウオトギリソウが CAMの定義から外れて現代医療の仲間入りをしただけである。生薬が西洋薬として使われるようになるのは、医学の歴史上何度もあったことだ。統合医療は、このように単純な「良いものだけを集めて現代医療の仲間入りをさせる」という作業だけで達成されるものではないだろう。

　CAM に含まれる治療法には、少なくとも 3 つのタイプがある。ひとつは、生薬やサプリメントといった薬物系の治療法である。これらが西洋医学に取り込まれる際の手順は比較的簡単である。EBM の考え方にしたがって厳格な臨床試験を行い、その有効性と安全性に関して有用であるという答が得られたとき、その治

１４．補完代替医療と統合医療

療法を病院で処方する薬に加えればよい。しかし前述のように、この薬物系 CAM 治療法の西洋医学への取り込み作業に、おそらく統合医療という概念は必要ない。

　二つ目は、鍼灸やリフレクソロジーといった物理系の CAM 治療である。これは EBM による有効性の検証だけでは評価しにくい側面をもっている。例えば、ある疾患や症状に鍼治療が効かなかったとしても、治療を受けている時点で「心地よい」とか「リラックスする」といった利点があれば、その治療法には利用価値がある。すなわち疾患や症状に効く効かないといった単純な理屈ではない価値観が、これらを受け入れる医療には必要になってくる。

　三つ目の、瞑想やセラピューティックタッチといったエネルギー的・精神的な要素を含む治療を考えたとき、価値観を検討する意義はより明確になる。この次元では、薬物系や物理系の CAM 治療法ではっきりと感じられなかった「癒す心の力」「心のあり方」「病との共存」といった、精神・心理レベルでの価値判断も必要となる。この世界は、現代医療においても心療内科や包括的ケアの概念で既に重要とされているかもしれないが、物質論的・機械論的な考え方が中心となってきた現代医学の中で主題とはなり得なかった。統合医療と呼ばれる医療体系が完成するには、従来の考え方の拠り所となっている意識さえも変革することが求められている。それが「パラダイムの転換」という言葉で表現されている。

新しいパラダイムへ

　広辞苑によると、パラダイムとは「一時代の支配的な物の見方。特に、科学上の問題を取り扱う前提となるべき、時代に共通の体系的な想定。」である。つまり科学とはこういうものであるとか、医学とはこういうものであるといった、我々の心の中にある物事の概念の枠組みである。我々は、小学校の頃から物の考え方や価値観を教わり、それを長いあいだ身につけてきている。今、我々が医学や科学や倫理を語るとき、それまでの教育で教え込まれた概念の枠組みの中でしか思考していない場合が多い。枠組みから一歩踏み出した発想を語ると、その人は奇異な考え方の持ち主であると思われるかもしれない。東洋医学のパラダイムは、明らかに現代医学のパラダイムとは違っている。相容れない二つのパラダイムが出会ったとき、大きな衝突と拒否反応が起こる。しかしある患者の回復過程を見たり、自分が病気を体験したりした時に、二つのパラダイムに一つの共通した核心が見えそうになることがある。そのような体験を繰り返し、その本質について思索を繰り返すうちに、徐々に、そして自然に、新しいパラダイムへの転換（シフト）が起こるのではないだろうか。統合医療とは、そのようなパラダイムシフトが起こった後に初めて完成する新しい医療概念の枠組みなのかもしれない。

　我々の心の中に既に出来上がっている科学・医学・倫理のパラダイムを打破して新しい統合医療というパラダイムに向かうのは、そう簡単なことではない。その過程を自然に通過するこ

とは、若い世代のほうが得意であろう。現代における世代の違いは、とてつもなく大きな感性の違いであるように思える。医学の分野で言えば、EBMの概念は若い世代の医療関係者のほうが自然に受け入れているようだ。統合医療のパラダイムについても、やはり21世紀の医療を担う若い世代のほうが無理なく受け入れられるのではないだろうか。統合医療へのパラダイムシフトは、意味を理解して容認するといった表面的な行動では、おそらく達成されないだろう。そこには、新しいパラダイムを体感によって認識できる、内面から自然に湧き起こるような変化が必要だ。その変化の過程で、東洋医学のパラダイムを無理なく体感できている我々鍼灸師は、もしかしたら重要な役割を果たすことになるかもしれない。

CAMブームと鍼灸

1972年にニクソン大統領が中国訪問し、それに同行したレストン記者の鍼に関する記事がニューヨークタイムズ誌に掲載されてから、鍼のブームが起きた。このブームによって、欧米の人々が鍼灸治療の存在を意識しただけでなく、実質的に鍼麻酔の研究は発展を遂げた。それから四半世紀たって、1997年のNIH合意形成パネル声明（「13. 鍼灸の適応症」を参照のこと）に先進各国の医学関連団体やマスコミが大きく反応し、医学界が再び鍼に注目した。今回は同時にCAM全体に光が当たっており、例えばNIHの国立CAMセンターの予算は2002年に1億ドルを超えている。この予算のうち鍼の研究に投入されている部分

も相当な額である。これらの一連の動きを踏まえると、鍼灸治療を国内外にアピールする最適な時期が来ていると言えるかもしれない。それでは、我々は日本の鍼灸師として何をすればよいのだろうか。

　総体的に言えば、鍼灸は発展途上ながらも物理系 CAM の中では研究がかなり進んでいる領域だ。しかし鍼灸の臨床的エビデンスの蓄積は欧米主導で行われているため、これから日本の鍼灸研究者は EBM の観点から行った研究成果を海外に向けて発信してゆく使命がある。1997 年の NIH 召集パネルが引用した論文に日本から発信された論文がほとんど無かったことを、日本の鍼灸研究者はしっかりと記憶しておかなければならない。効いた症例だけを集めて発表した論文や、日本語で書かれた論文は、欧米には認知されていないのだ。

　しかし研究のことよりも心配なことがある。私は、CAM や統合医療モデルの多くがブームで終わり、医療の中に実際に取り込まれることなく消えてゆくと予測している。その消えゆくものの中に鍼灸治療が含まれないことを願っている。日本において質の高い研究を推進してゆくことはもちろん重要なのだが、もっと重要なのは質の高い鍼灸師が日本に存在しつづけること、そしてそれが国内外で認知されることである。資格を取得した鍼灸師が、その後も新しい知識とプロの技術を身につけるために努力を重ねることが大切だ。

　ブームが終わったとき、もし人々を幻滅させるような結果しか残っていなかったら、急速な衰退はまぬかれない。CAM や統合医療の本質を見落として一時の隆盛に浮かれ、もし鍼灸師の

質、施術の質、教育の質を下げてしまったら、その信頼失墜のダメージは計り知れない。CAMとしての鍼灸が統合医療の構築に加勢しながら現代社会で一定の役割を担うようになるには、ブームの前から引き継がれてきた伝統的な鍼灸の魅力が何だったのか、もう一度よく考える必要がありそうだ。

参考文献

1) Eisenberg DM ほか. Trends in Alternative Medicine Use in the United States, 1990-1997: results of a follow-up national survey. JAMA 280: 1569-1575, 1998.

2) Ernst E ほか. The BBC survey of complementary medicine use in the UK. Complement Ther Med 8: 32-36, 2000.

3) Yamashita H ほか. Popularity of complementary and alternative medicine in Japan: a telephone survey. Complement Ther Med 10: 84-93, 2002.

4) 山下仁ほか. 日本における相補代替医療の普及状況-「バブル」「玉石混淆」「エビデンス」-. 医道の日本 62(1): 151-157, 2003.

5) National Center for Complementary and Alternative Medicine ホームページ. http://nccam.nih.gov/

6) 山下仁ほか. 相補代替医療：バブル突入の予感(上)-欧米と日本の教育・研究・政策の現状-. メディカル朝日 2月号: 52-54, 2002;

7) 山下仁ほか. エビデンスにもとづく補完代替医療-補完代替医学研究の最近の動向-. 日本東洋医学雑誌 51: 469-478, 2000.

8) 山下仁. 世界の代替医療事情-ヨーロッパの代替医療-. 漢方と最新治療 11: 19-25, 2002.

9) Acupuncture. NIH Consensus Statement 15(5)(Nov 3-5): 1-34, 1997.

10) NIHパネルによる鍼に関する合意声明について．全日本鍼灸学会雑誌 47(4): 307-309, 1997.

11) 米国国立衛生研究所（NIH）合意形成声明．全日本鍼灸 学会雑誌 48(2): 186-193, 1998.

12) 広瀬輝夫．医療費節減のため代替医療に目を向ける医療界（日本醫事新報 1997 年 2 月 1 日号より転載）．医道の日本 637: 169-172, 1997.

14．補完代替医療と統合医療

脱線コラム 4

日本の鍼灸師のプライド

　何世代も民衆が親しみをもってある治療法を伝承してゆく過程で、人々の心に自然と身につく民族独自の文化的センスというものがあると思います。欧米の人々は、例えばハーブについてはそのような文化的センスをもっているでしょうが、三里の灸や肩たたき等を通して身につく「ツボ」のセンスについては、日本人ほどは身に付いていないと思うのです。欧米における鍼灸の理論や臨床はまだ歴史が浅く、その文化的背景も東洋の国々とは大きく異なっています。また欧米の人達は、古典を漢字そのままで読んだり理解したりすることはできません。いちど英語に翻訳して、間接的にしか東洋医学用語の意味を知ることができないのです。この過程で、東洋の文化の重要な何かが抜け落ちているような気がします。さらに、日本では「気が重い」「気が利く」「気が遠くなる」「気をつける」といった日常会話で用いる言葉が、東洋医学の「気」の概念と密着しています。欧米の鍼灸学生や医師たちが「気」の概念を学ぶ時に、それが東洋医学理論だけではなく、東洋の人々の日常生活に深く根ざしていることに、どこまで「『気』がついて」いるでしょうか。

　日本で生まれ育った私たちは、日々の生活で「気」の意味を体感しています。科学的思考をする場合にも、「気」を体感しながら

コラム 4

同時に生理学的なメカニズムを考えることができると思います。つまり、東洋医学的思考と現代医学的思考の両者が、私たちの頭の中では共存できているような「『気』がする」のです。

　この点において、日本の鍼灸師たちは日本で鍼灸を学んで臨床活動を行っていることに、ある種のプライドを感じてよいのではないでしょうか。もちろんこのプライドは、裏返すと、それにふさわしい臨床の質を保つ義務があることも意味しています。現代西洋医学が主流となり、欧米の人々が鍼灸を学ぶようになった今日、私たち日本の鍼灸師が新しく身につけなければならないのは何でしょう。古いからといって捨ててはならないものは何でしょう。そのことを考えながら日々臨床を行っていたいのです。そうすることによって、私たちは、これからも日本の鍼灸師としてのプライドをもち続けることができるような「『気』がする」からです。

15. 医学知識のアップデート

　政府も推進するIT革命のおかげで、これからますますコンピュータの発達と普及は加速するのだろう。「読み書きソロバン」の時代は終焉し「読み書きパソコン」の時代が既に始まっている。キーボードが打てるかどうか、インターネットが使えるかどうかで、世代が分割されていると言っても過言ではない。このような目まぐるしいITの発達に伴って、コンピュータのオペレーティングシステムやソフトウェアは、年々アップデートを繰り返している。腹の立つ話だが、3年前に高い金を出して購入したソフトが早くも今のコンピュータのシステムでは役に立たなくなっている。悔しい思いをしながらまた新しいソフトを買うことになる。

　医療の世界もこれに似たところがあると思う。学生時代に一生懸命暗記した医学の知識はあっという間に古くなる。経穴の名前や部位は何百年も変わらないのに対し、現代医学には5年もしないうちに常識が変わってしまう領域も少なくない。現代医療が主流の世の中で鍼灸を業として生きてゆくとき、この流れに逆らって学生時代の医学知識だけで臨床活動を行うわけにはいかないだろう。最近の患者の中には、自分の病気について医療従事者並みの知識をもって質問を浴びせてくる人もいる。目まぐるしく医療情報が更新される世の中では、鍼灸師も医学

15. 医学知識のアップデート

知識のアップデートが必要だ。そしてそのためには最低限の「読み書きパソコン」の知識を鍼灸師がもつべきであり、情報誌やITを上手に利用しながら鍼灸臨床に必要な医学知識の更新を続けてゆかねばならないだろう。

受け身の教育から能動的な知識更新へ

　全般的に日本における教育は昔から受け身の傾向があるように思われる。鍼灸師教育の場合も例外ではなく、学生時代に一方的に知識を与えられる形で習ったことが、その後の鍼灸師あるいは医療従事者としての教養の中核になる。教壇に立つ教員が話してくれた経験にもとづく教訓や道徳は、一生忘れてはならない貴重な財産だ。しかし現代医学の知識に限って言えば、卒業してから5年経ったらもう古いと考えた方がいい。ある疾患に有望とされた薬剤や治療法が、5年後には無効とされたり不適切とされたりすることもある。また、ある疾患では分類や原因解明が進み、いつの間にか知らない呼び名がついていることも少なくない。私の学生時代には非A非B型肝炎と習ったが、今ではその大部分がC型肝炎であり、さらにD、E、Fと分類されてきていることは今や誰もが知っている。また狂牛病で有名になったクロイツフェルト・ヤコブ病やその病原体プリオンなどは、私が学生の時には聞いたこともなかった。今後は遺伝子がもっと解明されて、どの疾患にはどのような遺伝子が関与しているといった情報も一般的になるかもしれない。

　このような時代において、古い日本の学校教育のように「黙

って座って先生の話を聞く」という受け身の学習スタイルだけでは将来役に立たない。授業で聞いた医学知識など数年で使い物にならなくなる。現代において医療関係者が身に付けなければならないのは、卒業して授業を受けなくなってからも新しい情報を自力で探して収集する能力と技術とセンスである。そして出来ればその情報を速く、安く、正確に手に入れたい。しかし、コンピュータのソフトと同様、数ヶ月単位で新しくなる医学書や医学雑誌を個人で幾つも購入することは現実には不可能に近い。そこでインターネットをどれくらい上手に利用できるか、という能力・技術・センスが必要になってくるのだ。

インターネットのウェブサイトで新しい知識を入手する

今の時代に最も安くて速い情報入手法といえば、やはりインターネットだろう。個人で行う場合、プロバイダとの契約料や回線使用料は必要だが、情報の更新は（ホームページ作成者がサボってなければ）常に行われるし、医学書を買うことを考えればはるかに安い。「Yahoo!®（ヤフー）」（http://www.yahoo.co.jp/）などの検索エンジンで「鍼灸」「医療」など様々なキーワードを用いると、無数の関連サイトを見つけることができる。

医療全般で最も有名な医学文献データベースといえば、「PubMed（パブメド）」（http://www.healthy.pair.com/）と呼ばれる米国国立医学図書館が提供する医学文献の検索サイトである。ここでは世界中の主要な医学雑誌に掲載された論文の抄録を見ることができる。鍼灸関係の学術誌も近年では多くがリストされる

１５．医学知識のアップデート

ようになってきたが、残念ながら 2004 年の時点で日本の鍼灸・漢方系の雑誌は含まれていない。Yahoo!®を扱う感覚で必要なキーワードや検索条件を入力すればよい。しかしすべて英語であることと、膨大な医学文献が提示されるので、鍼灸師が医学あるいは鍼灸の知識をアップデートするために普段から PubMed を使うのは骨が折れるかもしれない。

　日本語の医学文献データベースには「医学中央雑誌」（http://www.jamas.gr.jp/）のサイトがある。医学中央雑誌は 100 年の歴史をもつ医学文献抄録誌であり、Web 版では 1980 年代以降の国内医学雑誌の多くがリストされている。鍼灸のキーワードを用いても相当な数の論文が検索できる。残念ながら有料だが、個人契約だとそれほど高価ではなくなってきた。出身校の図書館に導入されていれば卒業生として定期的に出入りして使用させてもらうとよい。あるいは、地域の鍼灸師グループが集まって共同出資し、定期的に情報更新の会を開くのもよいかもしれない。

　データベース以外の臨床家にも便利なサイトは挙げればきりがないが、最近私が見たものの一部を紹介する。

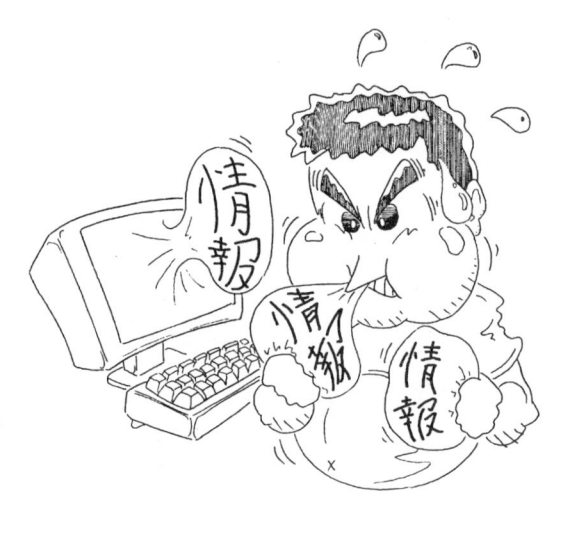

162

15. 医学知識のアップデート

「大学病院医療情報ネットワーク研究センター（UMIN）」（http://www.umin.ac.jp/umin/）は医療関連の様々なサイトへのリンクがある。「メディカル・プラザ」（http://www.asahi-net.or.jp/medical/）では医学文献検索の仕方も解説されている。医学書院のホームページ（http://www.igaku-shoin.co.jp）から覗ける「週間医学界新聞」は読み物としても楽しめる。補完代替医療の情報を含んだものとしては「ヘルスメディア」（http://www.health-station.com/）があり、様々な健康情報を紹介している。一方、「健康情報の読み方」（http://www.page.sannet.ne.jp/onai/）は怪しげな補完代替医療の宣伝文句に騙されないための知恵を与えてくれる。

鍼灸系のサイトとしては以下のようなものが有名だ。「はりきゅうどっとこむ」（http://www.harikyu.com/）は主として臨床鍼灸師や鍼灸学生が書き込む掲示板であり、具体的な鍼灸界の動向を知ることができるが、個人的な意見も多いので時々間違った情報も見受けられる。「全日本鍼灸学会」（http://www.jsam.jp/）は、会員でなくても雑誌に書かれている原著論文の抄録などを読むことができる。英語が得意であれば「Acupuncture Today」（http://www.acupuncturetoday.com/）ほか様々なホームページが存在する。概して、鍼灸の臨床研究に関する情報は海外のほうが新しく多彩であるように思えるのは残念だが、一般医学情報については日本語サイトも充実している。

週末に、テレビのチャンネルを次々と変えるような気分で様々なホームページを訪れるだけでも、臨床に役に立つ新しい知識が手に入るだろう。

15．医学知識のアップデート

情報の信頼性を吟味する

　インターネットを使って医学知識の更新をするにあたって最も注意しなければならないことは、多くの間違った情報も表示されているということだ。あるホームページについて、どのような個人あるいは団体が運営しているのか、その人たちの専門性を考慮して信頼性を推測することも必要である。幾つかのサイトの記述を見て比較し、その情報の出所を確認して、信用できる情報かどうかを吟味すべきである。医学関連サイトを繰り返し見ていれば、情報の正確さや信頼性を見破ることができるようになるが、そのようなセンスを効率よく身につけるためには、EBM の知識も必要になってくるだろう（「10. EBM の影響」参照）。

　電子メールは仲間に情報を送るには大変便利だが、送り手がデマや不正確な情報を流してしまった場合は、それが広がる速度も速いし、それに惑わされる人たちの数も多いということになる。ある程度公的な意味合いをもった医学情報交換のためのホームページやメーリングリストには、情報の信頼性をチェックできるような相談役が存在すべきである。相談役としては医学や鍼灸の研究教育の専門家が理想的だが、現実的にそのような人物に依頼することが難しければ、病院などに所属していて、医学雑誌を手にしたり専門家に直接たずねたりすることが可能な者がその役割を担うとよい。

　いずれにしても鍼灸師だけが集まって情報交換をするのではなく、他の医療従事者との交流が重要な鍵となるだろう。医療

の中の少し違う世界を見ている人たちから、その世界の常識や経験やトレンドを聞くことは、一人でパソコンに向かったり同業者で集まったりするのとは違ったセンスを与えてくれる。

印刷物の定期購読と立ち読み

ITが発達しても、印刷された医学情報誌の価値が落ちたわけではない。手軽に持ち歩いて電車の中でも読めるし、コタツで寝転んでいても読める。新聞の医療関連記事は最も身近なものだが、このレベルだと患者もみな読んでいるし、専門的で正確な医学知識を身につけるには無理がある。臨床医が目を通す医学系商業誌、例えば「日経メディカル」「メディカル朝日」「JAMA日本語版」などは、難しい部分もあるものの重要な用語の意味や最近の医学の動向を知るためには役立つだろう。

鍼灸分野においては「医道の日本」が、東洋医学と現代医学の新しい知識をバランスよく紹介しており安価で毎月手元に届くという意味では重宝である。視覚障害者には「豊櫻－鍼灸の世界－」などの点字出版物が定期的に刊行されている。

公に薦めて良いものかどうか迷うところだが、本屋の医学書コーナーでの立ち読みも、瞬間的な項目の流し読みによって医学のトレンドを知ることができよう。医学書のタイトルや目次は売れ行きに関わることであり、著者も出版社も頭をひねって書店の客の目にとまる斬新なアイデアを使っている。したがって、立ち読みどころか、本屋に月一回でよいから足を運んで、並んでいる本の背表紙を眺めているだけでも最新医学の動向は

15. 医学知識のアップデート

頭に残るものなのだ。

消化不良を起こさないために

このように、ITの発達や定期刊行医学雑誌を上手に利用して、新しい情報を早く手に入れることが現代においては可能である。しかしその一方で、情報があまりにも加速して更新されることはストレスにもなる。先進国の世の中すべてについて言えることだが、今日「新しい」と言われているものが「古い」とされるまでの時間がだんだん短くなってきている。新しい医学の知識を追いかけることに必死で、それが身に付かないまま「さらに情報が更新されていないだろうか」などと強迫観念にとらわれている人がきっとたくさんいるに違いない。多くの情報が簡単に手に入るが故に、情報を「食べ過ぎ」て消化不良を起こしてしまうのだ。無理のない情報更新ペースを保つことも重要である。

また、多くのホームページのアドレス（URL）を見つけて「お気に入り（ブックマーク）」に登録するだけで安心してしまい、実際には目を通さない人もいるだろう。新しい医学書を購入しただけで読まずに積んでおくのと同じである。情報は遠くにあっても近くにあっても、読まなければ意味がない。これらの行動は消化不良を起こさないだけ安全かもしれないが、美味しい食べ物を「衝動買い」して食べないまま腐らせてしまうようなものであり、時間と金がもったいない。情報更新のソース（情報源）を自分が本当にできる範囲に限ることもまた、知識のア

15. 医学知識のアップデート

ップデートにおけるコツであろう。

　総じて情報は、少な過ぎると知識のアップデートが不充分だし、多すぎると消化不良を起こしてしまう。これからの時代は、大量の情報から自分に役に立つ情報を上手に選び出して自己の知識をアップデートする能力が必要となる。情報を「早く」「安く」手に入れることは、インターネットに頼れば誰にでもできる。しかし本当に大切なのは、手に入れた情報を「正しく」「バランスよく」頭に収める技術を身につけることなのだ。怪しげな情報も含めて無限の医学情報が入手できる今、卒後に自力で情報を収集して知識をアップデートできるセンスを身に付けさせるような訓練が、これからの鍼灸師教育には含まれるべきであると私は考えている。

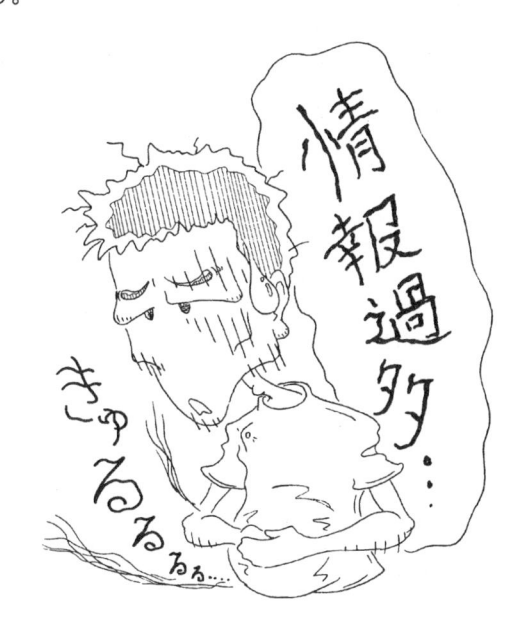

15．医学知識のアップデート

16. 日本鍼灸特有の課題

　日本で行われる鍼治療は、中国鍼を用いる場合もあるものの、基本的には日本式の鍼管と押し手を用いる方法が中心である。また日本で行われる灸治療は、棒温灸や貼り付け型の間接灸なども最近人気であるが、「おきゅう」といって連想するのは何と言っても熱さを感じる透熱灸（直接灸）である。これらの日本における典型的な鍼灸治療のスタイルを、ここでは「日本鍼灸」と呼ぶことにする。日本鍼灸は伝統も長く、そのファンも多い。日本式の鍼は、中国式のように強い響きを起こさないので、（この点に限っては）欧米でも患者に受け入れられやすいという意見も聞く。しかし日本鍼灸のすべての面が中国や欧米の鍼灸に比べて優れているわけではない。

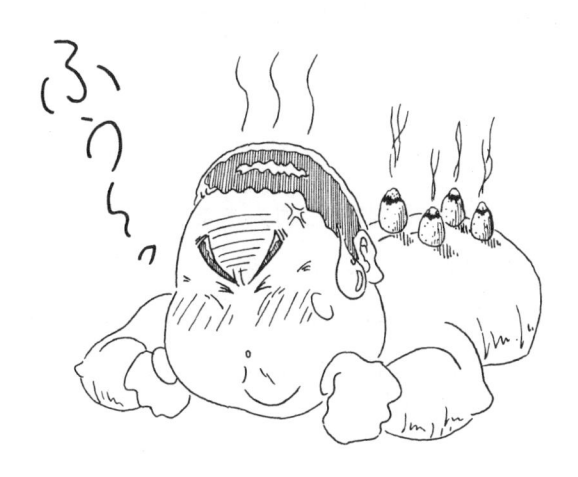

１６．日本鍼灸特有の課題

日本の鍼に特有な手法：押し手

　日本の鍼治療は、中国鍼と比べて刺激感がマイルドであると言われる。これが日本の鍼治療の大きな魅力であることは間違いない。もちろん太い鍼で強い響きを起こすのを好む患者もいるが、全体としては「心地よい響き」を求める人たちのほうが日本国内では多いだろう。日本の鍼刺激がマイルドであるのは、日本の鍼が細いからである。細い鍼を体内に刺入するには刺し手だけでは難しいので、鍼体に手をそえる、すなわち押し手の技術が必要になる。こうして押し手は日本の鍼治療に欠かせない手法として連綿と受け継がれてきた。

　近年、Ｂ型およびＣ型肝炎、HIV、あるいは院内感染などの問題が世間一般に広く知られるようになった。そして現代医療機関では、感染防御のために一層の努力がなされることとなった。多くの医療器具はディスポーザブルになり、処置の際には器具の滅菌と手指の消毒が今まで以上に徹底されるようになり、感染制御の専門看護師がいる病院もできた。鍼灸界ではディスポ鍼が普及し、再使用する鍼はオートクレーブ等による滅菌が義務付けられている。

　しかしながら、押し手についてはまだ一定の方向性が見出されていない。体内に刺入する器具に素手で触れることなど考えられないというのが、現代医療従事者の一般的見解である。すなわち日本の鍼治療における押し手は、現代医療の常識からは決して受け入れられないということだ。海外では、最も厳しいアメリカの「クリーン・ニードル・テクニック」をはじめとし

て、鍼体に触れないというのが原則である。このように、押し手は、現代医療および欧米の鍼灸界の視点から見て日本鍼灸の大きな課題と言えるだろう。

日本の灸に特有な手法：透熱灸

　熱いのを我慢しながら受けるというのが、昔から日本人が灸に対してもっているイメージである。このことは「お灸をすえる」という言葉が悪い人を懲らしめるときに使われるということからも明白である。最近では、熱くないあるいは痕が残らないということを宣伝文句にして、貼り付け型の温灸も売れている。しかし昔ながらの透熱灸は、鍼灸院においても民間療法としても連綿と引き継がれている。温灸と透熱灸とでは、血管反応の起こし方に違いがある。温灸は主として局所を温める効果があるのに対して、透熱灸は反射的な末梢血管反応を起こすことにより四肢末端の循環を改善させる作用が強い。このように透熱灸には独特の利用価値があると思われるが、それでも直接皮膚を焼くということについては、日本以外の国々では抵抗が強い。

　海外、特に欧米では、灸痕を残す透熱灸を行うことはほとんどない。大きなタバコのような棒灸を用いて経穴とその周辺を温めるのが一般的である。日本の年配の人たちの背中に見られる透熱灸の灸痕も、欧米では常識はずれの治療または虐待と受け取られる可能性がある。このように、透熱灸も、現代医療と欧米鍼灸界が受け入れがたい日本鍼灸の手法のひとつである。

16．日本鍼灸特有の課題

　日本鍼灸が現代医療に受け入れられにくいこのような側面を克服するには、どうすればよいのだろうか。もちろん、居直って「日本鍼灸の特徴なのだから改める必要はない」と言うこともできるだろう。しかし「現代鍼灸臨床」を論じている立場から妥協策を提案するとしたら、少なくとも次の三つの選択肢があるだろう。

解決法１：受け入れられない部分をすべて削除する

　ひとつは、受け入れられない部分をすべて切り捨てて、受け入れられる部分だけを残すことである。つまり完全に現代医療に迎合するということだ。日本鍼灸に限った話ではないが、一般の医療界で注射針の使い捨てが当たり前になってからも、ディスポーザブル鍼は1980年代まで出現しなかった。1990年代になってディスポ鍼はどんどん改善され、価格もどんどん安くなり、今や鍼灸界でも「使い捨て」の概念はかなり普及している。これは鍼灸が現代医療および現代の患者から理解されるために必要な成り行きだったと言えよう。医療の常識である「使い捨て」は患者の常識にもなったため、鍼灸界だけその常識に逆らうことは出来なくなってきたのだ。現代医療で受け入れられなければそれを切り捨てることによって認めてもらうという方針を採るならば、押し手や透熱灸は切り捨てるしかないだろう。しかし、果たして日本鍼灸はこの道を選んでよいのだろうか？

解決法2:新しい医療の常識を作る

　二つ目の選択肢は、受け入れられない正当な理由がない場合には、明確な根拠をもって正当性を主張し、逆に現代医療従事者や患者を啓蒙することだ。例えば、再使用できる鍼には、刺したときの手ごたえなどディスポ鍼に代えがたい質の高さがあるとしよう。このような鍼を使用する場合には、オートクレーブやエチレンオキシドガスなどで完全に滅菌をしているということを明確に示せば、理解が得られるだろう。証拠を示せば受け入れられるという例として、化学療法による嘔気に対する内関穴の刺鍼や圧迫の効果がある。10数年前なら医療関係者に馬鹿にされたかもしれないこの嘔気抑制法は、今や欧米の医学界で認められるようになってきている。これは臨床試験で内関穴の効果が検証されたからである。このように、今まで怪しがられていた鍼灸治療法の中には、正当な根拠を示せば受け入れられる部分がある。

　透熱灸については、大きな灸痕を作ることに問題があったと考えられる。小さな痕ができる程度の米粒大までの透熱灸であれば、今までのところ、感染、潰瘍、あるいは癌化などの問題は報告されていない。極端に大きな艾で透熱灸を行っているというイメージや、実際にそのような方法によって起こった医学的問題が、小さな艾によって行う安全な透熱灸のイメージを損ねている可能性がある。ただし免疫機能が低下しているような患者には、透熱灸は禁忌であろうから、どのような場合に、どれくらいまでは透熱灸も大丈夫かという納得できるデータが必

16．日本鍼灸特有の課題

要となる。

　それでは押し手はどうだろうか。充分な手洗いや手指消毒を行えば、素手で押し手をしても感染症を媒介することはないという研究をして、それを根拠として押し手が今の形のままで医療関係者から受け入れられるだろうか。押し手の場合、正当な根拠が示しにくいというだけでなく、「体内に挿入する医療器具に素手で触っている」という行為は医療従事者にとってかなりネガティブなイメージを与えてしまう。

解決法3：受け入れられる代案を提示して長所を残す

　三つ目の選択肢は、切り捨てるのでも証拠を示すのでもなく、問題となっている部分を明確にし、それを解決できるような代案を提示することだ。押し手は、指で鍼を支えることに問題があるのではなく、鍼体に素手で触れることが問題なのである。つまり、（1）押し手から細菌が鍼体に付着し、それが体内に運ばれて細菌感染するのではないか、（2）ある患者に刺した鍼に付着した血液が術者の押し手に付着し、次の患者に刺鍼するときに鍼体を介してウイルス感染するのではないか、そして（3）施術者自身にも感染するのではないか、という不安をぬぐえないのだ。これらを克服するには、例えば指サックを付けて押し手を行うという方法がある。すでにそのような形で教育を行っている学校もあるが、この代案が受け入れられれば、押し手は医療の常識の範囲外のものではなくなる。

　これに対して鍼灸師側からは、指先の感覚が鈍くなる、コス

トが高くつく、といった反論があるかもしれない。しかし指先の感覚については、細かい手術を行う外科医も手袋をして行っているのだから説得力がない。コストについては、ディスポ鍼のように普及すれば安くなると予測される。一方、現代医療側からは、指サックをしても清潔操作が正しくなければ細菌感染の可能性は低くならないという批判があるだろう。これについては教育において、指サックを使った刺鍼の清潔操作を徹底する必要がある。指サック以外にも納得できる代案があればそれを提示すればよい。この工夫は、ディスポ鍼が普及したときのように企業側の努力も重要な鍵になってくるのかもしれない。

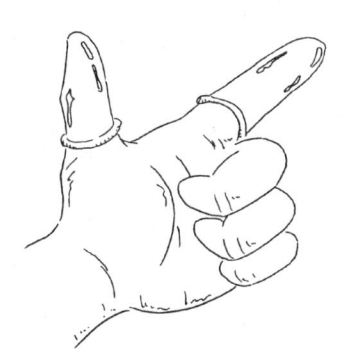

日本鍼灸の科学と文化

　いずれの選択肢を取って克服してゆくのかは、様々な条件によって違ってくるだろう。問題を提示することはできるが、ここで即座に答を出すというわけにはいかない。この問題は、鍼灸師グループと、現代医療従事者グループ、そして患者グループという三つの集団が設定している妥当性のレベルによって決定することであり、文明の発達や時代の趨勢にも影響を受けるものである。

　日本の文化として優れた部分を安易に切り捨てたり変更したりすることには私は反対だ。例えば、押し手をしないで刺入で

16．日本鍼灸特有の課題

きるようにするために太い鍼の使用に切り替えるというのは、「心地よい響き」という日本鍼灸の長所が死んでしまう。細い鍼のままで清潔に刺す方法ということに最後までこだわりたい。しかし、科学的観点から見て明らかに安全性や有効性に問題がある点については、医療に携わる者として再考する義務があるのは当然である。押し手や透熱灸も、科学的見地から問題があるのにどうしても克服法が見つからないというならば、その時は「泣いて馬謖（ばしょく）を斬る」覚悟も必要かもしれない。

問題点の認識と改革の覚悟

　医療の常識から見たとき、あるいは国際的な常識から見たときにどのような問題があるのかを認識し、将来それについて大きな改革を起こすときが来るかもしれないという心の準備をしておくことは必要である。直前まで充分に検討を重ね、その時が来たら業界全体が一気に改革の方向に態度を変えるということがあるかもしれない。

　ディスポ鍼が普及したのは鍼灸師の意識の転換だけではなく、エイズの問題化、現代医療の常識という圧力、患者の知識の向上、そして鍼メーカーの開発・宣伝・コストダウンの努力などによるところが大きい。押し手や透熱灸のことも、鍼灸を取り巻く環境が変化することによって将来きっと、日本鍼灸の良い部分を残したまま現代医療からも認められる方策が開発され普及するだろうと私は思っているし、そうなるように努力したい。

参考文献

1) 石崎直人．米国の衛生的刺鍼法．全日本鍼灸学会雑誌: 52(5): 513-515, 2002.

2) 田中淳子ほか．末梢循環動態からみた灸刺激の効果について．明治鍼灸医学 2: 15-23, 1986.

3) Carron H ほか. Complications of acupuncture. JAMA 228: 1552-1554, 1974.

4) Look KM ほか. Skin scraping, cupping, and moxibustion that may mimic physical abuse. J Forensic Sci 42: 103-105, 1997.

5) 山下仁ほか．鍼灸の安全性に関する和文献(4)－灸に関する有害事象－．全日本鍼灸学会雑誌 50: 713-718, 2000.

6) 加賀谷雅彦, 楳田高士, 形井秀一．鍼灸臨床における押手～その意義と安全性を考える～．医道の日本 717 (8月号): 131-143, 2003.

16. 日本鍼灸特有の課題

１７．治未病と全人的ケア

　鍼灸や漢方などの東洋医学は、マスメディアや講演などで、よく「治未病（みびょうをちす）」とか「局所でなく全体を診て全人的ケアを行う」といった点が強調される。素人がこの話を聞くと「なるほど東洋医学の考え方は素晴らしい」と思うだろう。しかし、日常の臨床でこれらのことは本当に実践されているのだろうか、あるいは今の医療システムの中で実践できるのだろうか？

医療保険と「治未病」

　我が国では1961年から国民皆保険となり、全国民が何らかの医療保険に加入している。おかげで基本的な医療は3割の自己負担で受けることができる。医療保険は、加入者の多くが健康であるだろうという仮定のもと、一部の「病気になった人」の医療費の負担を減らすために存在するものである。病気になった少数派を病気になっていない多数派が支えるという仕組みだ。したがって健康な人が疲労回復や健康保持のために医療を受けるという状況は、当然想定されていない。

　一方、鍼灸や漢方は二千年以上も前の古典に「養生」や「治未病」の概念が記述されている。この認識のもとでは、病になってから治療するのは「已病（いびょう）を治す」といって下

17. 治未病と全人的ケア

工（げこう＝やぶ医者）のすることだとされている。現在、神経痛・リウマチ・頚腕症候群・五十肩・腰痛症・頚椎捻挫後遺症に対する鍼灸施術については、医師の同意書があれば療養費として医療保険を適用することが可能である。これらはもちろん「已病」であるから、これらを施術することは、古代中国の人に言わせると「下工」ということになるのかもしれないが。

とにかく、「治未病」と医療保険とは根本的に相容れない概念である。もし「治未病」の考え方を認めて、健康保持のために行われる医療すべてに保険の適用を認めたら、当然のことながら医療保険は破綻する。そうでなくとも厚生労働省は医療費の高騰と医療保険の破綻を防ぐために、あれこれと模索をしているのだ。鍼灸の理想像であり最大の宣伝文句である「治未病」を、現代の医療保険システムの下で実践することには大きな困難を伴うようである。

支払いシステムと「全人的ケア」

現在の日本における医療費の支払いシステムは、出来高払い制である。例えば、風邪を引いて医療機関Aを受診したら、そこでは診察を受けて解熱剤が処方され、医療費は5000円かかるかもしれない（3割自己負担の患者は窓口で1500円支払う）。一方、医療機関Bを受診すると、血液検査と胸部X線検査が行われ、解熱剤と抗生物質と咳止めと漢方薬が処方されて、医療費は1万円になるかもしれない（3割自己負担の患者は窓口で3000円支払う）。このように、出来高払い制では、多くの処置

や投薬を行えば行うほど医療機関は儲かることになる。もちろん適正な医療が行われているかどうかは、審査支払い機関（国民健康保険団体連合会など）によってレセプトのチェックが行われるので牽制されるが、基本的には高い検査や投薬を行う方が医療機関は利益を多く得られるのである。

　鍼灸においては、保健非適用であれば自由に料金設定をすることができる。例えば、腰痛、肩こり、膝痛という具合に、患者が求める施術部位が増えるごとに1000円を加算してゆくといった、出来高払い制に相当する料金設定もできるだろう。しかしこのような施術料支払いシステムでは、全身性の疾患、不定愁訴、心身症などの鍼灸料金設定は難しい。例えば関節リウマチでは、痛い関節すべてに施術したら相当な請求額になるだろう。更年期障害などでも、つらい症状ひとつひとつの施術料を加算すると高額な施術料となる。患者は違った部位の症状を多く訴えるほどお金を取られてしまうことになる。このシステムでは、「病人全体を把握する」ことは出来たとしても「病人を全体としてケアする」ことは困難であろう。料金を施術部位で勘定してしまうので、ついつい局所治療の観点しかもたなくなるかもしれない。

　一方、一律5000円といった具合に施術料を固定することもできる。この場合は、体を部位別に分けて施術料を勘定しなくて済むので、全身性の疾患や心身症の患者に全人的観点から対応できるかもしれない。しかし、ひとつの症状だけを訴える運動器疾患の患者に短い時間で施術を終えても、肩こりと頭痛と足冷と腹痛を訴える心身症患者に多くの労力と時間を費やして施

術しても、同じ 5000 円しかもらえないことになる。このため、固定施術料を設定すると、主訴の数が少なく、治療内容が単純な患者ほど、施術者に好まれるかもしれない。そうすると、このシステムでも「全人的ケア」の実践は難しい。

　もちろん実際の料金設定では、基本料金 2000 円、全身調整 1000 円加算、局所は一部位施術につき 1000 円ずつ加算、といった折衷案も採用できる。施術意欲を刺激するこのような料金システムを設定したほうが、治療者の倫理観だけに頼るよりも、現実的には「全人的ケア」を実践しやすいかもしれない。ちなみに筑波技術短期大学附属診療所における鍼灸施術料金は、どのような患者に如何なる鍼灸施術を行っても、一律 3000 円（プラス消費税）と固定されている。

看板に偽りあり

　一部の鍼灸師や漢方医は、本当に「治未病」「全人的ケア」を実践しているのだろう。しかし、日本の大部分の東洋医学臨床において、マスメディアや講演で強調しているほどに「未病」や「全人」に充分注意が払われているとは思えない。東洋医学におけるこれらの重要な概念は単なる宣伝文句であり、羊頭狗肉の場合が多くはないだろうか。現実にはあまり実践されていない理想像を誇張するのは、患者や一般大衆を「騙している」ことにはならないのだろうか。

　「治未病」や「全人的ケア」が患者集めのためだけに使われているとしたら、それは誇大広告であり、いずれは患者もマス

メディアも信用しなくなるだろう。患者の立場は弱い。「未病」とか「全人」といったキーワードは、病に苦悩して藁にもすがろうとしている患者や、老後の不安を抱えた人達にとっては殺し文句だ。このような責任の重いキーワードを、充分に実践されていない状況で軽々しく東洋医学の特徴として喧伝してよいものだろうか。宣伝文句がどれくらい実践されているかということは、医療における倫理の重要な面であろう。「治未病」や「全人的ケア」が東洋医学の本質であると信じるのであれば、我々はそれを実践しなければならない。これは東洋医学界の現状を批判しているだけでなく、私自身への戒めの言葉でもある。

真の「未病の医学」「全人的医療」を目指して

この問題点について、これから我々がやらなければならないことは、少なくとも二つある。ひとつは、我々が今までに行ってきた臨床の、どの部分が「治未病」あるいは「全人的ケア」に相当するのか、具体的に示すことだ。今まで我々は一般大衆に対して、古典の記述を引用したり理想像を示したりといった、抽象的な面しか強調してこなかったように思う。これからは、症例や調査データにもとづいて実例を示すことによって、本当に鍼灸や漢方は「未病の医学」「全人的医療」を実践しており、それは重要な視点でありながら現代医学に欠けているのだということを明示しなければならない。

もうひとつは、「未病を治」したり「全人的にケア」したりすることが、今の医療に不足している側面を補う優れた概念で

17. 治未病と全人的ケア

あり、経済面から見ても現実的であるというエビデンスを示すことである。例えば、食生活と適度な運動を行い定期的に鍼灸施術を受けていれば高脂血症になりにくく、高脂血症にならなければ脳卒中や虚血性心疾患になりにくいといったことを、疫学調査結果などにもとづいて説明できなくてはならない。あるいは鍼灸を週に一回受けていれば、鍼灸を受けなかった人たちよりも腰痛や肩こりの発症率が低く、結果的に医療費が安くなったり労働効率が上がったりするといった調査データを、医療政策当局に示すことである。

　このような科学的根拠を示す作業は、一部の内科的疾患と生活習慣との関連などについては若干の成果が見られるものの、鍼灸や漢方の分野ではほとんど手付かずといってよい。たまにこのようなアイデアに則った研究発表があっても、科学的な方法論から見て重大な欠陥がある場合が多い。鍼灸や漢方の研究教育施設は、大雑把な「未病」「全人」の理想像ばかりを示すのではなく、もっと現実的で具体的なエビデンスを示すための厳格な研究を推進すべきである。前述したように、医療保険システムや支払いシステムに手を加えない限り、「治未病」「全人的ケア」は普及しないのだから、システム改革を実際に担当している医療政策者の気持ちを動かすような、実利的でインパクトの強いデータが今は必要なのだ。

　私は、鍼灸や漢方などの東洋医学臨床が本当に「未病の医学」であり「全人的医療」であると信じたい。しかし既に述べたように、現代の医療システムの中では充分に実践できないという事情も理解できる。医療保険の原則と矛盾する「未病の医学」

17．治未病と全人的ケア

を医療機関でどのようにして普及させるのか、その意義はどこにあるのか、どの程度有効なのか。また、多くのエネルギーを要する「全人的医療」は現実の医療の中で可能なのか、どの領域なら可能か、医療経済的に現実性があるのか。これらのことは、時間をかけて多方面の専門家を交えて議論すべき東洋医学の課題である。

17．治未病と全人的ケア

18. 望聞問切と個別治療

　東洋医学は患者の自覚症状を大切にし、また望聞問切診によって患者個別の診断・治療をすると言われる。このイメージは患者にも、そして治療者自身にも、鍼灸や漢方の重要な長所として認識されていることが多い。確かに自覚症状を軽視しないで個別的に対応することは、病院で「検査したけど何も悪くない」と言われる患者にとってはありがたいことかもしれない。しかし全体としてみると、現代西洋医学にも患者の自覚症状や個別性を重要視する場面は少なくない。それでは鍼灸治療に特有の個別的対応というのは本当に存在するのだろうか。存在するとすれば、その長所と短所は何だろうか。

自覚症状の改善は得意

　軽度の腰椎椎間板ヘルニアによる腰部神経根症の症例において、腰痛、下肢痛、しびれ感、および歩行時痛などの自覚症状は相対的に早期に改善するようである。また寝返りや洗顔など日常生活動作も、客観的所見よりは比較的早期に改善する場合が多い。これに対して、下肢伸展挙上テスト（SLR）、深部反射低下、知覚障害、筋力低下などの他覚所見が回復するのは相対的に遅い。ただ、自覚症状が他覚所見よりも早期に改善するのは鍼をしたからではなく、自然経過を観察していても同じだ

18. 望聞問切と個別治療

と思われる。私が強調したいのは、鍼灸治療直後に自覚症状の著明な軽減が見られるということだ。

　また、血液検査や画像診断などの客観的検査では病態を証明することが難しい疾患や症候群にも、鍼灸は効果があるとよく言われる。例えば心身症や自律神経失調症などだ（ここではプラセボ効果も含めて有用性を論じている）。器質的な病変がない場合、現代西洋医学において診断名をつけることはしばしば困難を伴うことがある。このような場合にも、望聞問切を行えば、東洋医学では必ず何らかの診断（証）と治療方針が（効くか効かないかは別として）得られる。関節リウマチや変形性関節症など「治癒」（症状軽減でなく）が望めない疾患においても、鍼灸治療によってこわばりや疼痛といった自覚症状が改善することを実感する患者や治療者は多い。

　以上に挙げた例から考えると、鍼灸治療において患者の自覚症状を聞き、それを重視しながら望聞問切診で診断・治療するという姿勢は、鍼灸の得意な部分を前面に押し出しているといえる。しかし逆の見方をすれば、他覚所見の早期発見はそれほど得意でないとも言えるかもしれない。したがって高血圧、糖尿病、肝機能障害など、自覚症状が初期から発現しない疾患においては充分に注意する必要があるとも言えよう。

個別的な診断・治療は東洋医学に特有か

　東洋医学は患者を個々の人間として見て、西洋医学では同じ診断や処置を受ける患者に対しても、各々違った治療を行うと言われることが多い。実際、問診だけでなく脈診、腹診、舌診、切経などによって現代西洋医学にはない診断や病態分類（弁証）を行っている流派は少なくない。例えば中医学では、現代西洋医学で「片頭痛」と診断される一つの病態に対して風寒頭痛、風熱頭痛、風湿頭痛、肝陽頭痛、腎陰虚頭痛、腎陽虚頭痛、気虚頭痛、血虚頭痛、痰濁頭痛、血瘀頭痛などという分類があり、これらの証に従った配穴や刺鍼技術が行われる。ここまで聞くと、なるほど中医学の分類は細かいと思えるかもしれない。しかしよく考えると、逆に、「風寒頭痛」と診断される一つの中医学的病態に対して、現代西洋医学には緊張型頭痛、典型的片頭痛、群発頭痛、高血圧性頭痛、クモ膜下出血、急性副鼻腔炎、側頭動脈炎、脳腫瘍、髄膜炎、てんかん性頭痛といった東洋医学にはない病態別分類ができる可能性がある。

　副作用についても、重篤な症状が出た場合、漢方では「証を間違えて不適切な処方をした時に起こる」と言われる場合がある。しかしこれも確証があるわけではないし、現代西洋医学においても診断を誤って違う薬を出せば、患者が無駄な副作用に苦しむことは同じである。

　このように、個別の診断・治療というのは、必ずしも東洋医学に限ったものではないため、この点ばかりを強調して東洋医学の優越性を主張するのには無理がある。むしろ重要なのは、

18. 望聞問切と個別治療

東洋・西洋の両方の診断分類を用いてより細かい病態分類を行うことによって、個別的診断・治療の有用性を追求することだろう。

治療者の個別的診断の曖昧さ

　鍼灸の弁証の普遍性を検証するために行われた興味深い研究論文があるので紹介しよう。アメリカの研究者が6名の慢性腰痛の患者について6名の鍼灸師に中医学的診断と治療点を決定してもらった。すなわち合計36回の診断セッションを同日に施行し、一人の腰痛患者に6名の鍼灸師が別々に問診・診察・診断を行ったのである。その結果、20の違った弁証と65の経穴が選択された。腎虚による気または血のうっ滞であること、および腎兪穴を使用することについては、ほとんどの鍼灸師がいずれの患者についても選択していた。しかしながら、同一患者の弁証や選択した経穴名については一貫性がなく、診断の共通性は同一患者よりも同一鍼灸師に認められたという。すなわち個々の鍼灸師のクセのようなものが弁証に大きく影響しているということになる。

　この研究結果からいえることは、鍼灸の個別的診断は鍼灸師の主観に頼りすぎており、かなり曖昧で矛盾が多いということである。鍼灸治療においては血液検査や画像診断といった客観的検査を用いることができない。その分、問診、脈診、舌診、切経といった、診察をした鍼灸師にしかわからない主観的な感覚に頼っている面が大きい。言い換えれば、鍼灸師の行った主

観的な判断に関する情報は、他の鍼灸師や医療関係者と共有することができないのだ。個別的診断を行うことは、一部の患者、鍼灸師あるいは漢方医にとって大きな魅力かもしれないが、診断治療体系の普遍性と信頼性の観点からは致命的な欠陥であるとも言える。

患者の主観と治療者の主観

　もちろん現代西洋医学的検査も客観的であるからといって良いことばかりではない。画像に写らなかったり基準値を超えてなかったりすると、どんなに患者がつらくても「異常なし」とされることもある。特に心身症や機能障害の類では患者は西洋医学的検査の意味について疑問を抱くかもしれない。このような患者に対しては、自覚症状すなわち患者の主観を充分に理解して診療に臨むべきであろう。つまり主観が悪いとか客観が良いといった画一的見方ではなく、目の前の患者が自覚症状を重視してあげればよいタイプなのか、検査によって客観的データをしっかり把握しておかなければならないタイプなのか、しっかり見抜いてケアすることが重要なのだ。

　東洋・西洋を問わず、臨床においては、患者の主観と治療者の主観が少なからず衝突することがある。患者の主観の具体的なものとしては、自覚症状や治療（者）に対する印象などがある。これらは器質的疾患や治療効果があるかどうかということとは全く別の尺度で、個々の患者によって評価・判断されるものである。一方、治療者の主観の具体的なものとしては、診断

18. 望聞問切と個別治療

や病態分類（弁証）あるいは患者との相性などがある。これらもまた客観的検査所見とは全く違う尺度で評価・判断されるものだ。自覚症状など患者の主観的な訴えを重視することは、心身両面のケアという観点からは重要である。しかし治療者の主観は、患者の主観（自覚症状や治療選択の好み）を軽視したり、重要な客観的所見を見逃したり、あるいは患者に「盲信」させたりしてしまう恐れがある。

　治療者と患者の主観が衝突したとき、治療者のほうが優位な立場になることは想像に難くない。治療者の主観が優位になりすぎると、いろいろな不具合が生じる可能性がある。望聞問切による個別的診断という点から例を挙げれば、単なる筋筋膜性腰痛の患者に対して治療者が「腎虚」だと告知することによって、患者の心の中に「自分は腎臓が弱いのだ」という意識を植え付けてしまう恐れがある。このように、治療者の主観の押し付けは患者の心を大きく揺り動かすかもしれない、という責任の重さを忘れてはいけない。

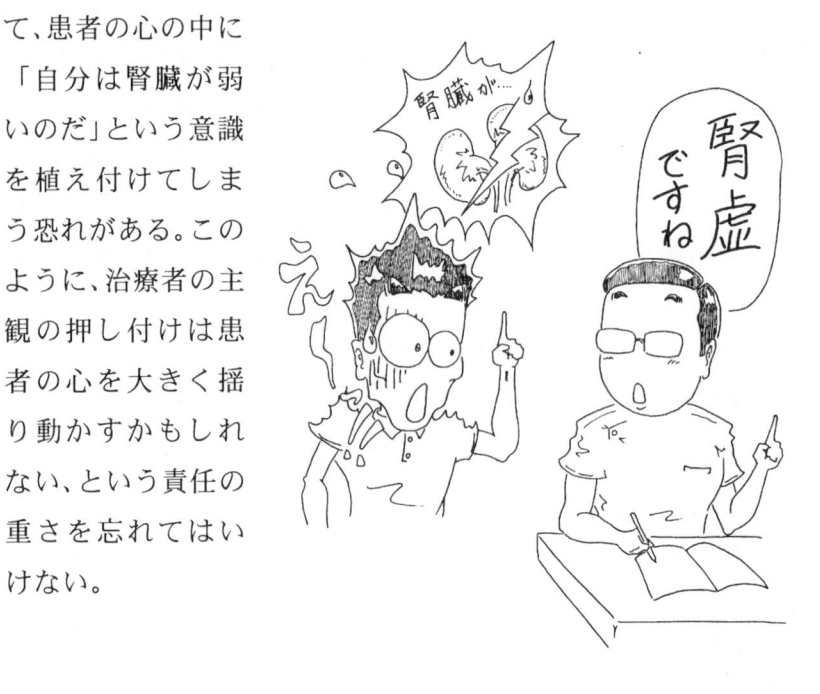

逆に、良い点としては、治療者の主観があるということが患者の選択肢の多様性につながるかもしれない。西洋医学では見つからなかった納得のいく病態の説明や治療パターンに遭遇できる可能性もあるだろうし、「フィーリング」がぴったり合った治療者を見つける可能性もあるだろう。しかし「フィーリング」が合うことだけですべてが医学的に解決するわけではないのも事実である。

東洋医学だけが個別の診断・治療を行うのではない

　患者にとって、個別的であるとは具体的にどういうことだろうか。話をよく聞いてもらい、ありきたりの病名だけで片付けないで、病態について充分な説明をしてくれて、他の人には行わない自分だけの処方や刺激量で治療してくれることかもしれない。このことによって患者は自分の人格を認められていると感じ、治療に対する満足感が増すだろう。ではこのような個別的な対応は東洋医学に特有なのだろうか。
　このような個別的対応は、時間があれば現代西洋医学においても可能である。実際に入院患者の看護においては、かなり多彩な看護記録がなされるだろうし、それにしたがって看護師によって患者個別の対応がなされることだろう。POSなどは、患者ごとの問題点を抽出して解決しようという、まさに個別的ケアを目指したシステムである。現代西洋医学においては客観的な検査所見が加わるので、やろうと思えば、より一層個別的対応ができるとも言える。

18. 望聞問切と個別治療

逆に、東洋医学においても個別性を無視した診断治療は行われている。忙しい臨床で流れ作業的に刺鍼やマッサージを行う施設は多く存在する。また、一般向けのツボの本などを見ると「この症状にはこの経穴を」といった短絡的な結び付けが多い。これらは東洋医学であっても個別的診断・治療を行わない診断治療の典型例である。

東洋医学の特質は何か

このように突き詰めてゆくと、今まで信じていた概念が次第に崩れてゆく。東洋医学の特質とはいったい何なのだろうか。今まで漢方や鍼灸の業界が一般の人たちにアピールするために用いてきた宣伝文句のほとんどは、実は東洋医学に特有の性質ではなかったのだ。東洋医学の本当の「良さ」について、東洋医学に従事する者自身が素人的な理解をしていたら、その真贋や深遠さについては賢い現代人によって簡単に見破られてしまうであろう。これから私たちは、自分が行っている鍼灸というものの独自性について、もっと深く洞察し、正しく認識し、そして大切に伝承してゆかなければならない。

東洋医学の世界は、もっと自己の浄化と鍛錬が必要だ。鍼灸師や漢方医など、内部の者が自己に対して厳しい態度をもって東洋医学の批評をしなければ、未来への伝承と発展は期待できない。

参考文献

1) 山下仁ほか．腰部神経根症に対する鍼治療の効果－症例集積による検討－．日本腰痛会誌 3(1): 27-32, 1997.

2) Hogeboomほか. Variation in diagnosis and treatment of chronic low back pain by traditional Chinese medicine acupuncturists. Complement Ther Med 9: 154-166, 2001.

コラム 5

脱線コラム　5

医療の壁の向こう側　ーダグラスさんのことー

　イギリスに留学していたとき、我が家の何軒か先に、庭に美しい花を咲かせている老夫婦がいました。名前はダグラスさんとマーガレットさん。私の両親くらいの年齢でした。初めて出会った私たちに対してとても親しく声をかけてくれ、昼食にも招待してくれました。家の裏庭にあるたくさんの花の中から、季節のものを表の庭に移動するのがダグラスさんの役目で、その花の鉢植えに水をやるのがマーガレットさんの仕事です。出かけるときは二人で出かけて、二人で戻ってきます。日本人が抱く西洋の老夫婦の理想像のように見えました。
　しばらく二人に会わない日々が続いた夏のある日、妻が痩せたダグラスさんを見かけました。そのときドアをノックして何があったのか尋ねればよかったのかもしれませんが、その勇気はありませんでした。そうこうしているうちに、あっという間にイギリスを離れる時が来て、前日に私たち夫婦で挨拶に行きました。マーガレットさんに招かれて家に入ると、部屋の中央でダグラスさんは車椅子に座っていました。極端に痩せた姿でしたが、以前と同じようにニコニコ笑って細い腕を差し出して握手

をしてくれました。悪性リンパ腫でした。彼は「やれることはすべてやった、あとは神の御意志に従うだけだ、神に任せてある」と繰り返した。彼は聖職者であり、教会のために働いてきた人です。私たちは涙を押さえて別れを告げました。

　帰国してから1年3ヶ月、再びイギリスに行くチャンスが訪れました。クリスマス前で商店街が最も活気に溢れている頃、思い切ってあの家のドアをノックしました。マーガレットさんがでてきました。ダグラスさんは、私たちと別れたあと二、三ヶ月で亡くなったそうです。私たちが会ったときと同じような気丈さを保ち、そして最後まで神に感謝しながら静かに息をひきとったそうです。マーガレットさんはこう語りました。「私は、彼が亡くなる数日前までこの家で看病してあげることができた。それが幸せだった。彼は神のもとに行ったのだし、私もいずれそこへ行く。そしてまた会える。」私は、二人の名前を書いたクリスマスカードを手渡してイギリスを去りました。

　人は生きる最後の過程で、どんなに発達した医療技術によっても命を救うことができないときが来ます。そのとき患者を支えるのは必ずしも医療従事者ではなく、ある時は家族、ある時は友人、ある時は誰もいないのでしょう。ダグラスさんの場合はそれが神であり、そして妻のマーガ

コラム 5

　レットさんだったのです。一人残されたマーガレットさんを支えているのも、やはり神であり、そしてダグラスさんにまた会えるという想いなのでしょう。
　身体と命が助からないときにも、医療の限界を超えて魂を救う「何か」があるようです。私にはまだ、老いや病によって自分の命を全うするときの気持ちはわかりませんが、ダグラスさんとマーガレットさんに希望を与え続けた「何か」は、いわゆる医療サービスで提供できるものでないことは確かです。医療の限界という壁の向こうにある「何か」、それは技術や理論の発展では到達できないものであり、その「何か」に出会ったときに初めて、生物学的存在を超えた命の本質を知ることができるのかもしれません。

19. 鍼灸の存在意義の追求

　本書では、鍼灸や東洋医学が現代医学と折り合いながら人々のヘルスケアに貢献するための条件、可能性、および問題点について述べてきた。したがって、頻繁に用いたキーワードのほとんどが現代医療系の用語であった。しかし現代医療にひたすら迎合することが鍼灸の生き残る道だと考えているのではない。コミュニケーションのための共通言語として現代医療の用語・概念が必要になる場面は確かに多い。が、システムまですべてを現代医療に合わせるのは逆効果かもしれない。鍼灸独自の価値、言い換えれば鍼灸の存在意義がなければヘルスケアの世界で鍼灸は生き残れない。現代医療からは得にくく鍼灸から得やすいものを明確に認識し、その部分を最大限に生かすことが重要だ。「現代医療にはなくて鍼灸にあるもの」、または「現代医療よりも鍼灸に期待されるもの」を探してみよう。

1. 優れたコリ緩和効果

　肩こり、頚こり、背部のこりを即時的に軽減させる効果が優れていることについては、多くの人が身をもって体験している。これは鍼灸の大きな魅力である。これを期待して来診する鍼灸患者は少なくない。概して鍼灸の臨床研究は、難しい疾患に対する治療効果を検討したものが多い割に、肩こりなど鍼灸の日

常臨床で対象となりやすい症状の治療効果に関する研究が少ない。難しい疾患が改善することのほうが医療として優越性が保てるという、鍼灸研究者たちの現代医学コンプレックスが潜んではいないだろうか。今後は鍼灸が得意とする肩こりのような身近な症状に対する効果のエビデンスを示すための研究がもっと広く深く行われることが大切だ。

2. 疾病予防効果への期待

　即時的な効果が期待できなくても、疾病の予防効果が期待されている可能性は高い。腰痛が再発しないように、風邪をひかないように、疲れがたまらないように、と考えて鍼灸治療を受ける人はかなりいるのではないだろうか。いわゆる「未病を治す」効果に対する期待である。ただし、鍼灸が実際にどれくらい予防医学に貢献できるのかについては、科学的に証明されているわけではない。期待が現実を上回っている可能性もある。特に癌の予防や長寿といった効果については、厳密な検証が必要である。しかし現状として、このような側面に「期待」をもって鍼灸治療に訪れる人は少なくないと思われる。

3. 少なくて軽い副作用

　「鍼灸は副作用がない」と宣伝されたこともあったが、それは言いすぎであり、鍼灸治療にも副作用は存在する。しかし、重い副作用が生じることは確かに稀である。我々が行った調査によると、頻繁に起こる全身的な副作用は、疲労感、眠気、主

訴の一時的な悪化などである。局所的な反応は、抜鍼時の出血、刺鍼時痛、皮下出血などである。いずれも一過性で症状は軽い（「8. 鍼灸の有害作用」を参照のこと）。一方、現代医学系の治療では、日常的に使われる鎮痛剤で胃を悪くする人も多い。したがって、「鍼灸は相対的に安全である」という意識が鍼灸治療を受ける動機となっている場合もあるだろう。しかし実際には治療のリスクの大きさは、効果の大きさとのバランスを考えなければならない。激しい副作用があっても癌が治るのなら人々はその治療を受けるだろうし、逆に、たいした効果もないのに副作用がある治療は受けたくないだろう。このことを考慮するならば、鍼灸治療に訪れる人々は「鍼灸はそれなりの効果があるわりに有害な副作用が少なくて軽い」という認識があるのかもしれない。

4. 難治性疾患に対する治療効果の期待

　自己免疫疾患や悪性腫瘍などの患者が鍼灸治療を受けに訪れる場合は、大きく分けて二つの理由があると思われる。ひとつは、関節リウマチなどの患者において顕著であるが、疼痛が一時的に軽減することが多いという経験的事実である。この側面においては、難治性疾患における鍼灸治療の存在意義を示すことができるだろう。しかしもうひとつは、他に決定的な治療法がないために「藁にもすがる思い」で受診しているという状況である。よく病院の鍼灸治療室などで患者統計をとると、何％かの難治性疾患患者が存在する。これをいかにも「このような

疾患にも鍼灸は効くのです」と言わんばかりに報告している文献も見受けられるが、必ずしも鍼灸治療が効いているから来診しているとは限らない。何回か試したが効果が見られず、落胆して来なくなった患者も多いはずである。現代西洋医学的治療をすべて受けて満足な効果が得られていない場合に、「だめもと」で鍼灸を試す患者の存在は無視できない。

5. 施術時の心地よさ

施術中の鍼の響きや温灸の温かさが気持ちよいから鍼灸治療を受診するという人も多いだろう。もちろん、治療のあとで疼痛が楽になったり疾病が予防できたりすれば、さらに魅力的であるだろうが、それがなくても受診を繰り返している人は少なくないだろう。薬物治療の場合、薬を飲むという動作に心地よさを感じることはない。外科的治療で、手術が気持ちよいと思う人もいない。鍼灸治療のような物理療法の場合、あとで得られる効果だけでなく、その場の「気持ちいい」という感覚が、治療の魅力となってい

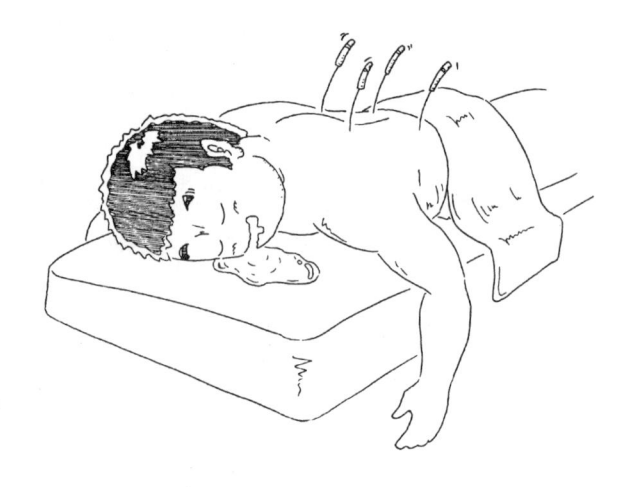

る。さらに言えば、治療そのものではなく、治療時間中ベッドでひと寝入りする快感を忘れられないで訪れる患者も案外いるかもしれない。このように施術時の心地よさについては、多くの現代医学的治療に見出せない鍼灸独自の価値があると言えよう。

6. 治療者と共有できる時間の長さ

現代西洋医学の病院が「3時間待ちの3分診療」という批判を受けて久しいが、この状況が十分に改善されているとは言い難い。それに比べると、鍼灸院の待ち時間は長くないし、何と言っても治療を受けている時間が長い。患者が治療者を占有できる時間が長いから、主訴だけでなく世間のこと、近所のこと、自分の苦労話、家庭や職場の愚痴、あるいは孫の自慢など、さまざまなことを鍼灸師に話してくれる。あるときはアドバイスを求め、あるときは若い鍼灸師に人生の教訓を語り、あるときは鍼灸師にただ相槌を求めているようにも見える。話すことで気持ちが楽になって、ある種の主訴は軽減しているかもしれない。症状があまり改善している様子がないのに、会話を楽しむために来診しているのではないかと思われる患者がいるのも事実である。このように、会話できる時間の長さ、すなわち治療者と共有できる時間の長さは、鍼灸の治療環境の重要な特徴であると思われる。

7. 東洋医学の神秘性

　「気」「陰陽」「経絡」といった、素人にはよく理解できない概念の「怪しさ」に対して、逆に魅力を感じる人もいるだろう。もしかしたらこのような人たちは、超能力やUFOなどに対するのと同じような興味の持ち方で鍼灸をとらえているかもしれない。そして、鍼灸や東洋医学的概念の科学的な説明に強い興味を抱きながらも、その一方で、神秘のヴェールを剥がさないでほしいとひそかに望んでいるかもしれない。その是非はともかくとして、このような想いが鍼灸受診の理由となる場合もあるのではないだろうか。

　以上、「現代医療にはなくて鍼灸にあるもの（あるいは期待されているもの）」の候補となりそうな因子を7つ挙げてみた。まだ他にも思い付く因子は幾つかある。様々な疾患や場面をひっくるめて総論的なことを言うことは適切でないかもしれない。しかしそれを承知で敢えて「現代医学でなく、どうして鍼灸を受けるのか」を考えると、少なくとも上述のような因子が多かれ少なかれ関与していると思われる。そしてこれらの因子が様々に混ざり合って、患者の個性や状況に応じて、他に替えがたい魅力となって、患者を受療行動に導くのだろう。つまりこれらの因子が複合して「鍼灸の存在意義」を形成しているのである。

　ただし例えば予防医学的効果のように、証明されていない、あるいは証明しにくい因子も多く含んでいる。また、科学的に

19. 鍼灸の存在意義の追求

解明されていないがゆえに、あるいは誤解されているがゆえに、鍼灸を魅力的だと「思い込ませる」ような過大評価の側面があることも否めない。鍼灸が現代医療とともにヘルスケアにおける存在意義を認められるためには、他の医療手段に替えがたい価値がどこにあるのかを明らかにし、その真偽を慎重に吟味した上で魅力をアピールすべきであろう。

参考文献

1) 山下仁ほか．鍼灸の副作用．医学のあゆみ 196(10): 765-767, 2001.

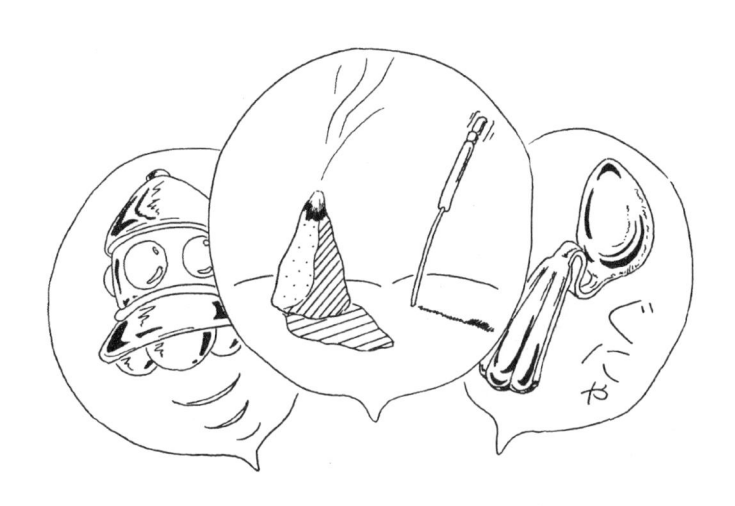

19．鍼灸の存在意義の追求

20. 鍼灸のゆくえ

　二十世紀の幕開けとともに鍼灸師養成学校の新設ラッシュが起こり、鍼灸師の資格を持つ人が急増中である。ある人たちは、十分な教育を受けていない鍼灸師が増えて鍼灸界のレベルが落ちると嘆く。またある人たちは、昔も今も才能や実力がある者は生き残ると自信を見せる。また別の人たちは、鍼灸は残るが鍼灸師は滅びると憂える。いったい日本の鍼灸はどこへ向かっているのだろうか。鍼灸の将来を占うことは大変難しいが、少なくとも現代医療と鍼灸との位置関係が大きく影響することだけは確かだと考えている。

鍼灸は現代医療に取り込まれるのか

　従来の現代医学的治療法にはない治療効果が鍼灸にあり、それが厳密な科学的手法によって証明されたなら、現代医療の一手段としての鍼灸という存在のしかたもあり得るだろう。既に述べてきたように、ある疾患や症状については、鍼灸がプラセボ効果を超えて有効であり重篤な副作用が少ないことが示されている。すなわち、現代医療施設におけるプライマリケアや緩和ケアの手段として鍼灸を取り入れることは、少なくとも理論的には可能だ。では、実際にそのようなことが現代医療の中で一般的になるのだろうか。

20. 鍼灸のゆくえ

　現代医療施設が鍼灸治療を導入する際に直面する大きな問題が二つある。それは混合診療と採算性である。混合診療は、保険診療（健康保険が適用される診療）と自由診療（健康保険を使わないで実費が請求される診療）をひとつの施設で同時に行うことであり、これを保険医療機関で行うことは原則として禁止されている。しかしここでは日本に限った話を展開しているのではないので、混合診療の問題は取り上げないこととする。むしろここで論じたいのは「鍼灸が本質的に資本主義社会の医療システムに馴染むのか」という、より普遍的な問いである。そこにある問題は、鍼灸の採算性である。採算性の悪さを克服して（あるいは無視して）実際に鍼灸治療を取り入れている医療施設もあることはある。そこでは、どのような形態で鍼灸治療を取り入れているのだろうか。その実情を憶測してみよう。

どうやって採算をとるのか

　もし現代医療施設で医師が鍼灸治療ばかり行ったら、時間がかかりすぎて病院の経営は成り立たなくなってしまう。そこで鍼灸師を雇用して鍼灸治療を行わせることにする。医師は鍼灸治療が適切だと判断した患者のみ鍼灸治療に回せばよいから、今までどおりの診療活動ができる。しかし鍼灸師が行ったとしても、鍼灸治療に時間がかかることに変わりはない。ここで現代医療施設の経営者は幾つかの選択肢に直面することになる。

　第一は、採算が取れないことを覚悟の上で、他とは違う特徴をもたせるために鍼灸治療を行うことである。特徴に惹かれて

集まった患者のうちの一部は実際に鍼灸治療に回すが、多くの患者は今までどおり薬の処方や検査を行う。しかし鍼灸を行っているというイメージがプラスに働けば、全体として来診患者が増えるかもしれない。俗っぽく言えば、鍼灸が「客よせパンダ」になるのである。この選択肢には致命的な欠陥がある。それは鍼灸がマイナーであるがゆえに成立する宣伝方法であるため、本当に鍼灸が多くの現代医療施設で行われるようになると「客よせパンダ」としての価値はなくなってしまうことである。

　第二は、鍼灸師の給料を安くするか歩合給料システムにして人件費を抑えることである。この方法を取っている医療機関では、鍼灸師を正職員として雇用することは少ない。鍼灸師はパートタイムあるいは非常勤の労働者として雇用され、患者数が減って採算がとれなくなればいつ解雇されるかわからない。

　第三は、鍼灸師の治療内容を簡略化させて、患者一人あたりの治療時間を短くし、一日に何十人も治療させることである。鍼灸師は鍼灸治療だけでなく低周波治療や理学療法助手などさまざまな業務を兼任することによって、全体として他の医療系職員と同じくらいの収益をあげる。このような労働条件の場合、鍼灸師は自分のやりたい治療法を試すことが出来ないため、かなり欲求不満がつのるだろう。また体力的にも若くなければ業務を遂行できないため、ある年齢になると疲弊するか開業志向が強くなって退職し、再び若い鍼灸師が雇用されることになるだろう。

　この他にも、あの手この手で採算をとろうと工夫している例があると聞く。しかし、まったく正当な方法で鍼灸を現代医療

20. 鍼灸のゆくえ

施設に組み入れて採算がとれているというケースは、現状では非常に少ないのではないだろうか。

海外における鍼灸の現代医療への取り込み

イギリスではプライマリケア医（GP という）が腰痛や頭痛に鍼治療を用いる割合が増えてきているという。医師が鍼灸を行う場合、前述したように時間の制限がある。私が GP の一人から聞いた話によると、多くの場合、主要な経穴への雀啄や置鍼を 10 分程度行うのだという。しかしそれでも処方箋を書くだけより遥かに多くの時間を費やすはずであり、採算性をとるのは難しいと思われる。それではなぜ彼らはプライマリケアの外来で鍼治療ができるのだろうか。それはおそらく医療制度のおかげであろう。イギリスにおいて国民が受ける医療は原則として無料である（もちろんその分は税金のような形で徴収されているが）。したがって、GP がどのような治療法を選択したとしても、GP が行う限りは無料となるのだ。また、ヨーロッパには鍼治療そのものが保険適用になっている国も少なくない。このようなわけで、十分な時間をかけた施

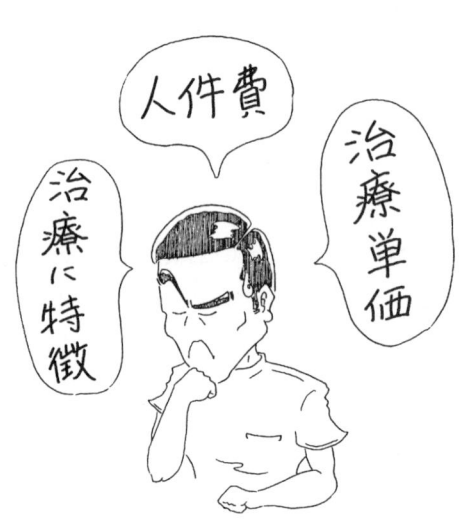

術はできないものの、採算効率の悪い鍼治療でも現代医療に取り込むことができるのであろう。

一方、アメリカ合衆国では公的な健康保険制度は高齢者や低所得者を除いては存在しない。国民は、民間保険会社が提供するさまざまなタイプの健康保険「商品」を購入するのだ。当然、高い掛け金を支払うと医療の選択肢も増える商品が購入できる。近年は鍼治療その他の補完代替医療に対して治療代を支払う保険会社が増えてきている。アメリカにおいては、このような利潤追求の仕組みによって医療機関でも鍼治療を取り入れることが可能な環境が存在し得るのだろう。日本でも民間保険会社が健康保険に参入すれば、（もちろん回数や対象疾患の制限はあるだろうが）鍼灸の治療代を支払うという商品も出現するかもしれない。事実、交通事故後の賠償責任保険が適用されているムチウチ損傷の患者は、支払いが打ち切られるまでのあいだ頻繁に鍼灸を受療する傾向がある。

鍼灸が現代医療に仲間入りするための条件

こうして海外の状況を見てみると、結局、鍼灸治療が現代医療の一手段として行われるためには、鍼灸の効率の悪さを補ってくれる保険診療システムが必要ということになる。現代西洋医学における治療の中にもかなり採算性が悪いものがあるが、健康保険が適用されるからこそ実施可能なのである。経営者の立場から考えると、保険の適用がなければ鍼灸を取り入れた現代医療施設の運営は難しいような気がする。

20. 鍼灸のゆくえ

　それでは医療政策者という立場から考えると、どうだろうか。第一に、国民の健康が鍼灸で本当に守れるという確証、すなわち鍼灸の有効性と安全性のエビデンス（「10. EBMの影響」を参照のこと）が欲しい。第二に、このエビデンスがあるのならば、次は鍼灸の効果を妥当な金額で手に入れることができるかどうかという、費用対効果のエビデンスが欲しい。簡単な例を挙げれば、5000円の鍼灸治療と2000円の鎮痛剤が腰痛に対してまったく同じ効果を発揮するなら、腰痛については国民に2000円の鎮痛剤を勧めるし、それが健康保険の適用を受けるだろう。第三には、鍼灸を行うことによって何らかの疾病が予防でき、それが疾病発生後に支出する金額よりも安いという、費用対便益のエビデンスが欲しい。簡単な例で言えば、腰痛が起こってからの鎮痛剤は2000円でも、仕事を休むことによる所得や企業の損失が1万円であったとすれば、5000円の鍼灸治療で腰痛を予防する方が安いということである（もちろんここでは鍼灸で腰痛を予防できるというエビデンスが必要になる）。以上の条件を鍼灸が満たすならば、国家として、あるいは地方自治体としても、人々の健康のために鍼灸を何らかの形で現代医療システムに導入しないわけにはいかない。

　結局のところ、医療政策者が納得できるような医療経済学的メリットがあるかどうか、あるならそれをエビデンスとして明確に示せるかどうかが、行政的な観点から現代医療における鍼灸の利用価値が認められるための重要な条件のひとつなのである。そしてその条件は現時点において、明確に示されてはいない。これからの鍼灸の研究は、実験ばかりではなく、鍼灸を導

入することによる国民の便益を明確に示すような現実的なテーマを取り上げることも重要だ。それが進まなければ、たとえメカニズムが判明しても鍼灸が現代医療の仲間入りを果たすことは期待できない。

現代医療に仲間入りすることの意味

　ここで誤解を避けるため若干の説明が必要かもしれない。私が述べている「鍼灸が現代医療に取り込まれる」とか「現代医療に仲間入りする」というのは、鍼灸が東洋医学的な観点を捨てて西洋医学的な解釈によって行われるようになるという意味ではない。むしろ鍼灸の本質が、医療従事者一般、世間一般、あるいは医療行政関係者一般に理解されるようになることを意味している。言い換えれば、病院や医院で鍼灸治療が鍼灸師によって行われたり、病院や医院から開業鍼灸師に患者が紹介されたりすることが、ごく自然になるような状況を想定しているのだ。また、私は開業鍼灸師を排除して病院鍼灸師を増やすことを推奨しているのではない。これは現代医療において開業医と病院勤務医が今も存在していることを考えれば理解できるだろう。つまり、地域に密着したプライマリケア担当の開業鍼灸師と、検査の必要な疾患、まれな疾患、あるいは入院患者などを扱う病院勤務鍼灸師とは、お互い違った役割をもって補い合い患者を紹介し合うような関係として共存してゆくことが理想なのである。

　なぜ現代医療に仲間入りすることに拘泥するのか。それは、

20. 鍼灸のゆくえ

鍼灸師が東洋医学独自の殻に閉じこもって孤立するのを防ぎたいだけでなく、もっと切実な事情がある。近年の鍼灸専門学校増加にともなって爆発的に増えてゆく鍼灸師にとって、開業鍼灸師としての道は将来きびしくなるだろう。鍼灸の市場が拡大できなければ、仲間同士の「つぶし合い」という惨状を見なければならなくなってしまう。現代に普及している一般医療の中でもっと自然に鍼灸が行われるような環境変化を追求することが、これからの若い世代の鍼灸師には必要だ。

鍼灸師のアイデンティティ

そうは言っても、鍼灸師が一定数を超えて増加してしまえば、すべての鍼灸師が仲良く生き残ることは困難である。やはり知識、技術、人脈、ビジネスセンスなどのうち、少なくともどれかひとつに長けている鍼灸師が生き残るだろうことは想像に難くない。これらの条件の中で私が強調したいのは、やはり技術である。鍼灸師が当たり前のように行っている圧痛点や硬結の検索は、他の医療従事者から見ると実はかなり高度な技術かもしれない。

医師が行うX線写真の読影や、看護師の行う血管の細い患者の採血などもそうだと思うが、ある作業を毎日毎日続けるうちに、とてつもなく高いレベルのことを簡単にやってのけてしまうようになる。押して欲しいところに指がいく、鍼の響きが欲しいところに響かせる、凝った筋肉を即座に緩めるといった技術は、他の医療従事者がマスターすることは極めて困難である。

それがプロの技術、すなわち「職人技」であり、当然のことながらこれを身につけることが鍼灸師に求められる。

　偏見かもしれないが、多くの鍼灸師の心の奥底には「医師のように」とか「医師と対等に」という憧憬の念が潜んでいるような気がする。非難されるのを覚悟して書くならば、この憧憬は実は、より社会的地位が高いものに対して抱くコンプレックスである。現代医療のセンスを身につける必要性について私は強調してきたが、鍼灸師が「医師の真似をする」あるいは「医師と同等の知識をもつ」ということに大きな価値はない。せいぜい主要な疾患について情報の交換ができる現代医学的知識があればよい（実はこれだけでもなかなか大変なのだが）。他の医療従事者とは違う部分で患者に貢献できなければ、鍼灸師が存在する意義はない。重要なのは、鍼灸師にしかできない患者ケアの観点を持ち、鍼灸師にしかできない治療技術を持つことによって、「人としての患者」が現代医療だけに頼るよりも満足度を向上できる、そんな医療サー

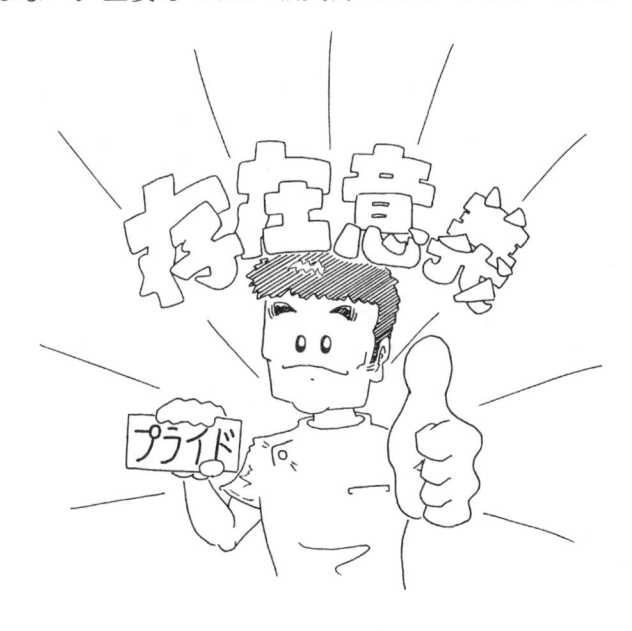

20．鍼灸のゆくえ

ビスを模索する上で鍼灸師が役に立てるということを明確に示すことである。ここに鍼灸師としてのアイデンティティがある。それが確立されることによって初めて、コンプレックスではなく、鍼灸師としてのプライドが生まれることになるだろう。

参考文献

1) Pelletier KR, Astin JA. Integration and reimbursement of complementary and alternative medicine by managed care and insurance providers: 2000 update and cohort analysis. Altern Ther Health Med 8(1): 38-9, 42, 44, 2002.

2) Hughes A. Penner M. Reimbursement for complimentary / alternative medicine by California HMOs. Manag Care Q 9(4): 1-4, 2001.

3) 山下仁, 津嘉山洋. 相補代替医療:バブル突入の予感(下) -鍼治療をめぐる新しい展開-. メディカル朝日 31(3) (3月号): 60-62, 2002.

4) 山下仁, 津嘉山洋. 鍼灸の臨床試験. 医学のあゆみ 203 (11月16日): 503-507, 2002.

エピローグ

－現代鍼灸臨床論の確立を目指して－

　歴史上、鍼灸の位置付けや方法論については様々な試論が繰り返されてきた。古典の記載に則った時代、日本独自の鍼灸を築いた時代、蘭学で解釈しようとした時代、等々である。鍼灸を解剖生理学的観点から解釈・応用しようとする試みについては、もちろん近年も進化を続けている。1980年代の臨床鍼灸懇話会、1990年代の現代医療鍼灸臨床研究会、同じく1990年代に台頭してきたイギリスのメディカルアキュパンクチャー（medical acupuncture）グループの一学派などである。しかし本書では、鍼灸の解釈や応用に現代医学的知識を用いることが最善であるという立場をとっているわけではない。本書で力点をおいたのは、先進国を支配する主流のシステムが現代医療であるという現実を目の前にして、長年支流となっていた鍼灸が合流してゆくにあたって欠落している認識は何か、今後必要な努力は何か、そして捨ててはならない独自性は何か、ということの模索である。

　20世紀最後の四半世紀で、鍼灸は「東洋の鍼灸」ではなく「世界の鍼灸」になってしまった。鍼の臨床研究は完全に欧米主導となり、今や世界最高峰の学術雑誌で鍼の有効性や安全性が論

エピローグ

じられることも珍しくない。日本を含めた東洋の国々における鍼灸受療患者数は今でも欧米よりはるかに多いと思われるが、そんなことだけで日本の鍼灸師が今後も泰然自若を貫いてゆけるはずがない。我々は狭い思考の殻を破り棄て、医療全般の動向が見える丘の上に登るべきだ。そして、玉石混淆の原石の山から、現代においても独自の価値を認められるような光を放つ石を見つけ出し、それを磨き上げることにエネルギーを注ぐべきだ。

　鍼灸臨床の本質を模索し、それを現代のヘルスケアに生かすための方法論を、私は「現代鍼灸臨床論」と呼びたい。これからも同志とともに試論を繰り返しながら、この現代鍼灸臨床論を発展させてゆけることを望んでいる。

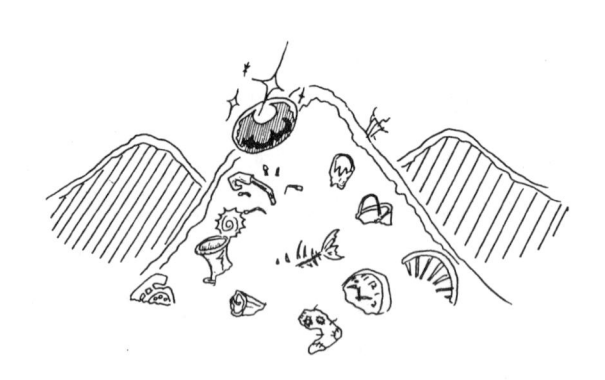

著者略歴

山下 仁（やました ひとし）

1964年	愛媛県生まれ
1987年	明治鍼灸大学鍼灸学部鍼灸学科卒業　鍼灸師
1987～1992年	愛媛県立中央病院東洋医学研究所　技師
1992年～現在	国立大学法人筑波技術短期大学附属診療所　助手
2002年	保健学博士（東京大学）
1999～2002年	英国エクセター大学補完医学研究室　客員研究員
1999～2003年	東京大学医学部家族看護学教室　客員研究員
2004年～現在	国立大学法人群馬大学大学院医学系研究科非常勤講師

全日本鍼灸学会研究部安全性委員会代表，Focus on Alternative and Complementary Therapies (FACT) 誌国際編集委員，International Society of Complementary Medicine Research (ISCMR) 役員，Annals of Internal Medicine 誌査読員，Complementary Therapies in Medicine 誌査読員，日本代替・相補・伝統医療連合会議（JACT）評議員，日本統合医療学会（JIM）評議員

現代鍼灸臨床試論
　国家試験に出題されない必修科目!?

2005年4月1日　第1版発行

著　　者：山下 仁
イラスト：村山武志

発 行 者：高橋昌巳
発 行 所：社会福祉法人　桜雲会
　　　　　〒169-0075　東京都新宿区高田馬場4-11-14-102
　　　　　Tel/Fax　03-5337-7866
　　　　　http://homepage2.nifty.com/ounkai/

Hitoshi Yamashita
ISBN4-9901939-1-1 C0047　　Printed in Japan
本書の無断複製・転写を禁じます。